Faculté de Médecine de Paris

Année 1897

THÈSE

POUR

LE DOCTORAT EN MÉDECINE

Presentée et soutenue le 16 juillet 1897, à 1 heure

Par G. MOUSSU

Vétérinaire, Licencié ès-sciences naturelles
Professeur a l'École Vétérinaire d'Alfort
Officier du mérite agricole
Né à Saint-Laurent-en-Gâtines, le 1er janvier 1864.

RECHERCHES SUR LES FONCTIONS

THYROÏDIENNE ET PARATHYROÏDIENNE

Président. M. HAYEM, *professeur.*

Juges.... MM. TILLAUX, *professeur.*
PEYROT et LETULLE, *agrégés.*

Le Candidat répondra aux questions qui lui seront faites sur les diverses parties de l'enseignement médical.

PARIS
ASSELIN ET HOUZEAU
LIBRAIRES DE LA FACULTÉ DE MÉDECINE
Place de l'École-de-Médecine.

1897

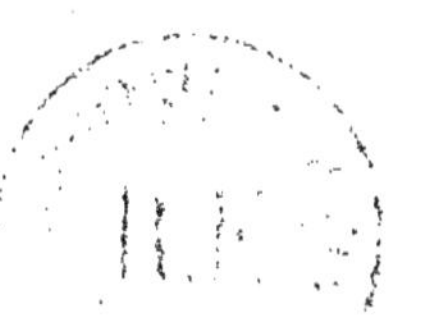

Faculté de Médecine de Paris

ANNÉE 1897 — **THÈSE** 505

POUR

LE DOCTORAT EN MÉDECINE

Presentée et soutenue le 16 juillet 1897, à 1 heure

Par G. MOUSSU

VÉTÉRINAIRE, LICENCIÉ ÈS SCIENCES NATURELLES
PROFESSEUR A L'ÉCOLE VÉTÉRINAIRE D'ALFORT
OFFICIER DU MÉRITE AGRICOLE
Né à Saint-Laurent-en-Gâtines, le 1er janvier 1864.

RECHERCHES SUR LES FONCTIONS
THYROÏDIENNE ET PARATHYROÏDIENNE

Président. M. HAYEM, *professeur.*

Juges.... MM. TILLAUX, *professeur.*
PEYROT et LETULLE, *agrégés.*

Le Candidat répondra aux questions qui lui seront faites sur les diverses parties de l'enseignement médical.

PARIS
ASSELIN ET HOUZEAU
LIBRAIRES DE LA FACULTÉ DE MÉDECINE
Place de l'École-de-Médecine.

1897

FACULTÉ DE MÉDECINE DE PARIS

Doyen	M. BROUARDEL.
Professeurs	MM.
Anatomie	FARABEUF.
Physiologie	CH. RICHET.
Physique médicale	GARIEL.
Chimie organique et chimie minérale	GAUTIER.
Histoire naturelle médicale	N...
Pathologie et thérapeutique générales	BOUCHARD
Pathologie médicale	DEBOVE. HUTINEL.
Pathologie chirurgicale	LANNELONGUE.
Anatomie pathologique	CORNIL.
Histologie	MATHIAS DUVAL.
Opérations et appareils	TERRIER.
Pharmacologie et matière médicale	G. POUCHET.
Thérapeutique	LANDOUZY.
Hygiène	PROUST.
Médecine légale	BROUARDEL.
Histoire de la médecine et de la chirurgie	LABOULBÈNE.
Pathologie comparée et expérimentale	CHANTEMESSE
Clinique médicale	POTAIN. JACCOUD. HAYEM. DIEULAFOY.
Clinique des maladies des enfants	GRANCHER.
Clinique de pathologie mentale et des maladies de l'encéphale	JOFFROY.
Clinique des maladies cutanées et syphilitiques	FOURNIER.
Clinique des maladies du système nerveux	RAYMOND.
Clinique chirurgicale	DUPLAY. LE DENTU. TILLAUX. BERGER.
Clinique des maladies des voies urinaires	GUYON.
Clinique ophtalmologique	PANAS.
Clinique d'accouchements	TARNIER. PINARD.

Agrégés en exercice.

MM. ACHARD, ALBARRAN, ANDRÉ, BAR, BONNAIRE, BROCA, CHARRIN, CHASSEVANT, DELBET, GAUCHER,
MM. GILBERT, GILLES DE LA TOURETTE, GLEY, HEIM, HARTMANN, LEJARS, LETULLE, MARFAN, MARIE,
MM. MENÉTRIER, NÉLATON, NETTER, POIRIER, chef des travaux anatomiques, RETTERER, RICARD, ROGER, SÉBILEAU,
MM. THIÉRY, THOINOT, TUFFIER, VARNIER, WALTHER, WEISS, WIDAL, WURTZ

Secrétaire de la Faculté : M. le Dr Ch. PUPIN.

Par délibération en date du 9 décembre 1798, l'École a arrêté que les opinions émises dans les dissertations qui lui seront présentées doivent être considérées comme propres à leurs auteurs et qu'elle n'entend leur donner aucune approbation ni improbation.

A MES PARENTS

A MES FRÈRES

A mon Maître et Président de Thèse

M. le Professeur HAYEM

RECHERCHES

SUR LES

FONCTIONS THYROÏDIENNE ET PARATHYROÏDIENNE

INTRODUCTION

En 1893 j'écrivais (1) : « *Peut-être supprime-t-on deux fonctions et non une seule, en faisant à la fois l'ablation des thyroïdes et des glandules embryonnaires.* » C'était là une opinion bien hardie, ou du moins elle fut considérée comme telle. C'est qu'à cette époque en effet, la théorie dite *des suppléances fonctionnelles*, soutenue avec énergie par son promoteur M. Gley, étayée de tous côtés par les résultats d'expérimentateurs nombreux, semblait inébranlable et devoir être acceptée partout.

M. Gley avait eu le rare mérite d'utiliser pour l'expérimentation des données anatomiques jusqu'alors laissées dans l'oubli, de trouver des faits nouveaux, de les expliquer, et d'édifier une théorie séduisante de tous points, capable de satisfaire l'esprit.

Nos connaissances sur le rôle fonctionnel des organes du système thyroïdien étaient si peu précises, qu'on ne savait

(1) Moussu, *Société de biologie*, 11 mars 1893.

ou qu'on ne pouvait alors expliquer et concilier les différences de résultats expérimentaux ou opératoires.

On savait bien qu'à la suite des ablations de goitre il y avait dans certaines circonstances, évolution d'accidents consécutifs décrits sous la dénomination de cachexie strumiprive ou de myxœdème ; on savait bien que chez les jeunes singes, Horsley avait expérimentalement reproduit la cachexie strumiprive par l'ablation des thyroïdes ; on savait en outre que cette même ablation était chez le chien généralement suivie d'accidents mortels (Schiff) ; on savait enfin que la thyroïdectomie restait sans résultats apparents chez les herbivores, les rongeurs, les oiseaux, etc. ; mais ce que l'on ne pouvait expliquer, c'étaient ces différences physiologiques et fonctionnelles.

Dans des séries d'expériences fort instructives, très intéressantes et extrêmement bien conduites, M. Gley en 1891 et 1892 crut trouver la clef de l'énigme, et c'est alors que parut la théorie des suppléances fonctionnelles entre les thyroïdes, les parathyroïdes, la pituitaire et des organes supposés vicariants.

Travaillant de mon côté depuis plusieurs années la question des fonctions thyroïdiennes, il me sembla, pour des raisons signalées dans le cours de cette thèse, que les interprétations expérimentales de M. Gley n'étaient pas exactes ; je vis les choses à un autre point de vue, je contestai la doctrine de la suppléance, mais il faut avouer que je restai seul à l'époque avec mes opinions. — En France, en Suisse, en Belgique et en Italie, le contrôle expérimental se prononçait en faveur de la doctrine émise, ce qui n'avait rien de surprenant, puisque les expérimentateurs se contentaient de reproduire ce qui avait été fait et d'accepter les conclusions données.

J'avais été le premier et le seul opposant à la théorie nouvelle ; je reconnais que mes opinions n'étaient pas à l'abri de tout reproche ; mais j'aurais été désolé si j'avais pu nuire à la recherche de la vérité.

J'attendis, je continuai patiemment mes expériences qui ne firent que me confirmer dans mes idées premières ; et je me fis presque un devoir de ne pas les publier aussitôt. — Et bientôt je constatai, non sans plaisir, il me faut le déclarer, qu'en Allemagne, certaines des assertions de M. Gley étaient déclarées inexactes ; que les critiques ne nous épargnaient ni l'un ni l'autre d'ailleurs, mais que la doctrine de la suppléance était, là-bas aussi, mise en doute.

Des données nouvelles entrevues, mais non précisées, concernant les parathyroïdes furent ensuite publiées ; puis à Nancy on rediscuta aussi la théorie de la suppléance, en ajoutant qu'elle n'était justifiée ni par l'anatomie, ni par l'histologie, ce que j'avais démontré, ni surtout par l'embryologie.

Quelques mois plus tard, en Italie, Vassale et Generali publiaient des expériences dont les résultats concordaient exactement avec ceux que je possédais et M. Gley lui-même, enfin, commençait à concevoir des doutes sur le bien fondé de sa théorie (1).

Je ne pouvais attendre davantage ; je publiai alors, en deux très courtes notes, le résumé succinct de mes idées et de mes expériences concernant les fonctions thyroïdienne *et* parathyroïdienne.

Ce sont ces expériences et ces idées que je me propose de développer avec plus de détails dans la présente thèse.

Je diviserai pour cela mon travail en deux parties :

(1) Gley, Effets de l'extirpation des parathyroïdes. *Comp. rend. Soc. de biologie*, 9 janvier 1897.

Dans la première je ne rapporterai que les données anatomiques formant point de départ et indispensables à connaître avant toute autre recherche.

Dans la deuxième, j'exposerai quel était l'état de la question à l'époque où je commençai mes premières publications, j'indiquerai quelle fut ma ligne de conduite et ferai connaître le but vers lequel elle m'a dirigé. J'essayerai ensuite de mettre en relief les conclusions à tirer des découvertes enregistrées au cours de mes nombreuses expériences. Je montrerai enfin qu'il y a une fonction thyroïdienne et une fonction parathyroïdienne et je ferai ressortir l'importance de cette distinction, tant au point de vue physiologique qu'au point de vue de la médecine et de la chirurgie.

PREMIÈRE PARTIE

ANATOMIE

GLANDES THYROÏDES.

Chez le **Cheval**, les corps thyroïdes sont distincts et situés sur les côtés de la trachée, au-dessous du cartilage cricoïde, à la surface des premiers anneaux. De forme ovoïde avec des contours arrondis, ces organes présentent une extrémité supérieure plus obtuse que l'extrémité inférieure. Exceptionnellement, chez l'animal adulte ou âgé, cette extrémité inférieure se prolonge en bandelette prétrachéale (rudiment d'isthme).

La face externe, fortement convexe, se trouve en contact, en bas et en avant, avec le bord supérieur des muscles sterno-hyoïdien et thyroïdien, en dehors avec l'omoplat-hyoïdien, le sterno-maxillaire et la face interne de l'extrémité inférieure de la parotide ; en arrière et en haut, avec la glande sous-maxillaire, le laryngé inférieur et le faisceau vasculo-nerveux de la carotide et du pneumogastrique.

La face interne, plane ou légèrement concave, se moule sur le pourtour latéral de la trachée.

Artères thyroïdiennes. — Les artères, au nombre de deux, viennent de la carotide. La thyroïdienne inférieure, la plus faible, naît à la hauteur du sixième ou septième anneau, se porte en haut et en avant et se divise en deux ou trois branches qui abordent le corps thyroïde par l'extrémité inférieure. — Il est fréquent de rencontrer deux divisions parallèles : l'une au bord antérieur de l'organe, l'autre au bord postérieur sur un trajet de 1 à 2 centimètres, avant de les voir se prolonger dans l'épaisseur du tissu thyroïdien.

La thyroïdienne supérieure (thyro-laryngée), beaucoup plus volumineuse, se détache de la carotide à la hauteur des premiers anneaux de la trachée. Après avoir fourni le tronc laryngien, la branche restante se bifurque ou se subdivise et donne à l'extrémité supérieure de la glande trois ou quatre ramifications importantes qui perforent directement l'enveloppe fibreuse ou descendent un peu vers le bord antérieur, le bord postérieur ou la face interne. A l'intérieur de l'organe, les divisions de ces branches artérielles forment un réseau d'une richesse remarquable et s'anastomosent fréquemment avec les branches de la thyroïdienne inférieure.

Les veines satellites des artères se déversent dans la jugulaire.

Chez l'**Ane**, les corps thyroïdes ont une forme lenticulaire irrégulière.

Aplatis transversalement, ils se trouvent appliqués le long des parties latérales de la trachée, immédiatement au-dessous du larynx, depuis le bord inférieur du cartilage cricoïde, jusqu'au premier anneau trachéal qu'ils recouvrent incomplètement dans la majorité des cas.

La face interne recouvre la surface de ce premier anneau. La face externe en rapport avec le sterno-thyroïdien antérieurement, se trouve cachée en totalité par le bord supérieur du muscle omoplat-hyoïdien et l'épanouissement tendineux et aponévrotique du sterno-maxillaire en bas, la glande sous-maxillaire en haut. La circonférence reçoit en arrière et en haut les divisions de deux artères thyroïdiennes. En avant, elle laisse échapper un très mince prolongement qui se réunit à un prolongement analogue venu du côté opposé, constituant ainsi l'isthme thyroïdien.

Chez les animaux très âgés, l'isthme est atrophié et représenté seulement par une bande semi-aponévrotique.

Chez les animaux jeunes, l'isthme est au contraire relativement développé et forme une large bandelette d'union exclusivement glandulaire.

Artères thyroïdiennes. — Au nombre de deux, l'inférieure naît de la carotide à la hauteur du deuxième ou troisième anneau de la trachée. Elle se porte horizontalement en avant, croise en passant au-dessous le laryngé inférieur et atteint le corps thyroïde par son bord inférieur.

Elle laisse échapper un ou deux rameaux qui, se dirigeant en haut, se plongent immédiatement dans l'épaisseur de la glande. En avant, la thyroïdienne inférieure se prolonge par un mince filet qui s'anastomose avec une branche correspondante de la thyroïdienne opposée, en formant une frêle arcade prétrachéale transversale, tangente au bord inférieur de l'isthme. L'origine de cette artère dans le fond de la gouttière jugulaire se trouve recouverte par un paquet de ganglions lymphatiques qui fournissent les principaux troncs parallèles à la trachée.

La thyroïdienne supérieure, ou mieux la thyro-laryngée, plus volumineuse que la précédente, se détache à 1 centimètre ou 2 au-dessus, et se porte aussi horizontalement en avant. A la surface de la trachée, elle se bifurque pour fournir en bas deux ou trois rameaux thyroïdiens et en haut des branches musculaires laryngiennes.

Les vaisseaux thyroïdiens perforent immédiatement la capsule d'enveloppe de l'organe vers le bord postérieur et se ramifient dans le tissu glandulaire. Souvent une division descendante grêle contourne tout le bord supérieur de l'organe avant de perforer la capsule d'enveloppe ; peut-être même va-t-elle se réunir à un rameau ascendant de la thyroïdienne inférieure, quoique je n'aie pu en acquérir la certitude par l'examen de mes préparations.

Mouton. — Les corps thyroïdes chez le mouton présentent la forme d'ovoïdes très allongés, plus volumineux à l'extrémité supérieure. Ils se trouvent appliqués sur les parties latérales de la trachée depuis le deuxième jusqu'au septième anneau trachéal. L'extrémité inférieure laisse échapper

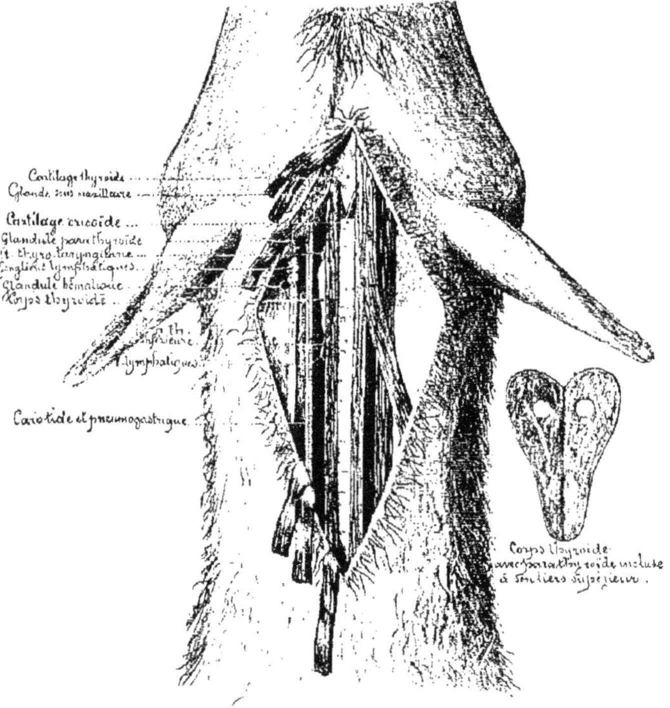

Fig. 1.

fréquemment, mais non d'une façon constante, une bandelette très mince et très étroite qui contourne la face antérieure de la trachée et se réunit avec une bandelette analogue du corps thyroïde opposé (rudiment d'isthme).

La face interne se trouve exclusivement en contact avec la surface de la trachée et le laryngé inférieur en arrière ;

la face externe se trouve en rapport avec le bord supérieur du muscle sterno-thyroïdien et la face interne du trachélo-hyoïdien de « Chauveau et Arloing ».

En arrière, le corps thyroïde se trouve séparé de la carotide et du pneumogastrique par un tissu conjonctif lâche et abondant.

Artères. — Le corps thyroïde reçoit deux artères de petit calibre qui se détachent de la carotide ; l'inférieure au niveau du septième ou du dixième anneau trachéal, la supérieure au niveau du deuxième ou troisième anneau.

L'artère thyroïdienne inférieure aborde le corps thyroïde près de son extrémité inférieure, la supérieure se plonge dans l'extrémité supérieure.

Les veines thyroïdiennes, au nombre de deux ou trois, émergent des extrémités supérieure et inférieure de l'organe, croisent transversalement la direction de l'artère carotide en passant sous le faisceau musculaire oblique qui constitue le trachélo-hyoïdien et vont souvent se jeter au même niveau, en commun, dans la jugulaire.

Chez les agneaux, les corps thyroïdes, relativement plus volumineux, n'offrent pas toujours non plus la bandelette de l'isthme. Jusqu'à l'âge de quinze jours, ces organes se trouvent en contact avec les lobules supérieurs du thymus qui est encore très développé à cette époque.

La chèvre possède des corps thyroïdes en forme de massue, à extrémité supérieure largement renflée et arrondie et à extrémité inférieure amincie et aplatie. Cette extrémité inférieure émet en avant une petite arcade glandulaire transversale qui, par son union avec une autre semblable venant du côté opposé, donne naissance à l'isthme thyroïdien. Chez les animaux âgés l'isthme disparaît par atrophie.

Ces glandes se trouvent appliquées sur les parties latérales de la trachée et s'étendent d'ordinaire du deuxième au huitième ou neuvième anneau. Par sa face interne le corps thyroïde touche la trachée et le laryngé inférieur; par sa face externe il est en contact sur toute sa hauteur avec le muscle sterno-maxillaire et le trachélo-hyoïdien qui croise obliquement son extrémité inférieure. Son bord antérieur longe le muscle sterno-thyroïdien. Son bord supéro-postérieur touche le faisceau de la carotide et du pneumogastrique.

Vaisseaux. — Le bord postérieur reçoit une ou deux divisions artérielles qui naissent de la carotide, soit isolément, soit en commun. Le rameau inférieur, inconstant. aborde l'extrémité inférieure du corps thyroïde sous le muscle trachélo-hyoïdien. Le supérieur (artère thyro-laryngée) donne deux ou trois divisions qui pénètrent dans le tissu thyroïdien par le bord postérieur ou l'extrémité supérieure de la glande.

Les veines se déversent dans la jugulaire.

Chien. — Les corps thyroïdes du chien ont la forme générale d'un ellipsoïde aplati.

Parfois les deux extrémités sont légèrement coniques, plus souvent l'extrémité inférieure seule représente cette disposition, la supérieure étant plus obtuse. Ces corps sont appliqués sur la trachée, immédiatement au-dessous du larynx, dans la région qui correspond au fond de la gouttière jugulaire.

Cachés en partie par le muscle sterno-thyroïdien, que recouvre en dehors le sterno-sous-occipital et en avant le sterno-hyoïdien, ces organes s'étendent du cartilage cricoïde au septième anneau de la trachée. L'extrémité inférieure, prolongée en pointe, se dévie parfois en avant de la trachée et il en résulte ainsi une sorte d'isthme que complète sur la région médiane une trame conjonctive. Cette disposition n'est pas constante ; souvent l'extrémité inférieure du thyroïde se prolonge sous forme d'un nodule qui descend jusqu'au huitième ou neuvième anneau trachéal et peut même donner un véritable nodule accessoire (nodule inférieur).

La face interne des corps thyroïdes se trouve souvent

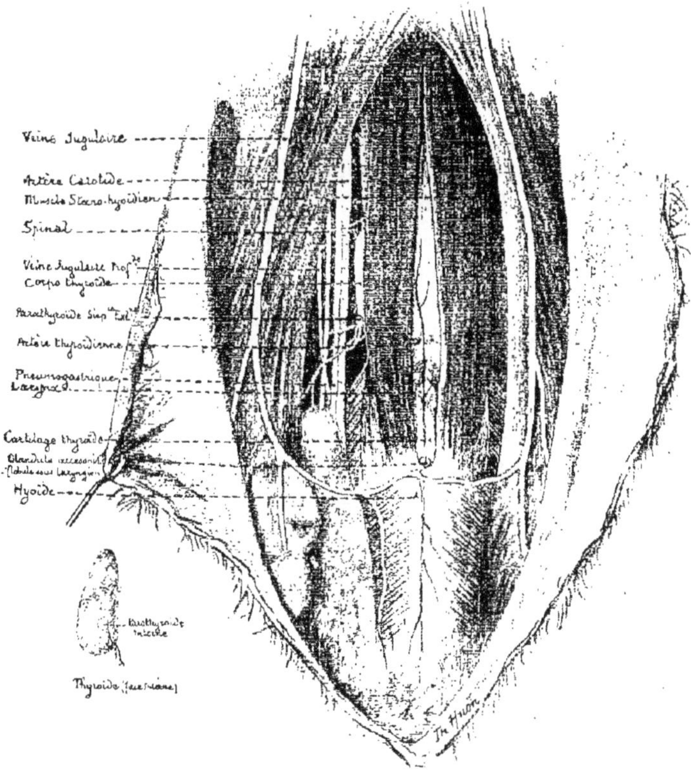

Fig. 2.

plaquée sur la trachée et dès lors plus ou moins déprimée; la face externe, légèrement convexe, est recouverte dans l'espace situé entre les muscles sterno-occipital et sterno-thyroïdien, par les divisions musculaires du nerf spinal. Ces divisions, au nombre de trois ou quatre croisent obliquement le grand axe des thyroïdes et vont se plonger dans l'épaisseur des muscles prétrachéliens (le premier rameau mixte donne une division pour le sterno-hyoïdien et une pour les sterno-thyroïdiens, les autres se rendant au sterno-thyroïdien).

En arrière et plus profondément, le bord postérieur des corps thyroïdes se trouve en rapport avec le faisceau formé par la carotide, le pneumogastrique et le sympathique. La face interne, elle, au niveau du bord postérieur de l'organe, est en rapport avec le nerf laryngé inférieur.

Les vaisseaux, très nombreux, sont fournis par la grosse artère thyroïdienne qui se plonge dans l'épaisseur de l'organe vers le tiers supérieur.

Les veines thyroïdiennes se rendent à la jugulaire externe et à la jugulaire profonde.

Chat. — Chez le chat, les corps thyroïdes se trouvent au fond de la gouttière jugulaire, sur les côtés et en arrière de la trachée, depuis le premier jusqu'au septième ou huitième anneau trachéal. L'extrémité supérieure est arrondie ; l'extrémité inférieure, acuminée, déviée en avant vers la face antérieure de la trachée, avec tendance à se rejoindre au thyroïde opposé. La face externe est recouverte en grande partie par le sterno-hyoïdien ; le bord postérieur touche l'œsophage et le faisceau vasculo-nerveux du pneumogastrique et de la carotide; la face interne recouvre la trachée et le récurrent.

La thyroïdienne supérieure se détache de la carotide à la hauteur du cartilage cricoïde, se porte directement en avant, se ramifie, et aboutit par plusieurs branches à l'extrémité supérieure du thyroïde. La thyroïdienne inférieure, très mince, naît beaucoup plus bas.

Lapin. — Les corps thyroïdes, chez le lapin, sont repré-

Parathyroïde
interne
Thyroïde
Glande
sous-maxillaire
Sterno-hyoïdien
Artère et veine
Thyro-laryngienne
Parathyroïde Extre
Sterno-thyroïdien
Corps thyroïde
Carotide et Pneumogastrique
Veine Jugulaire

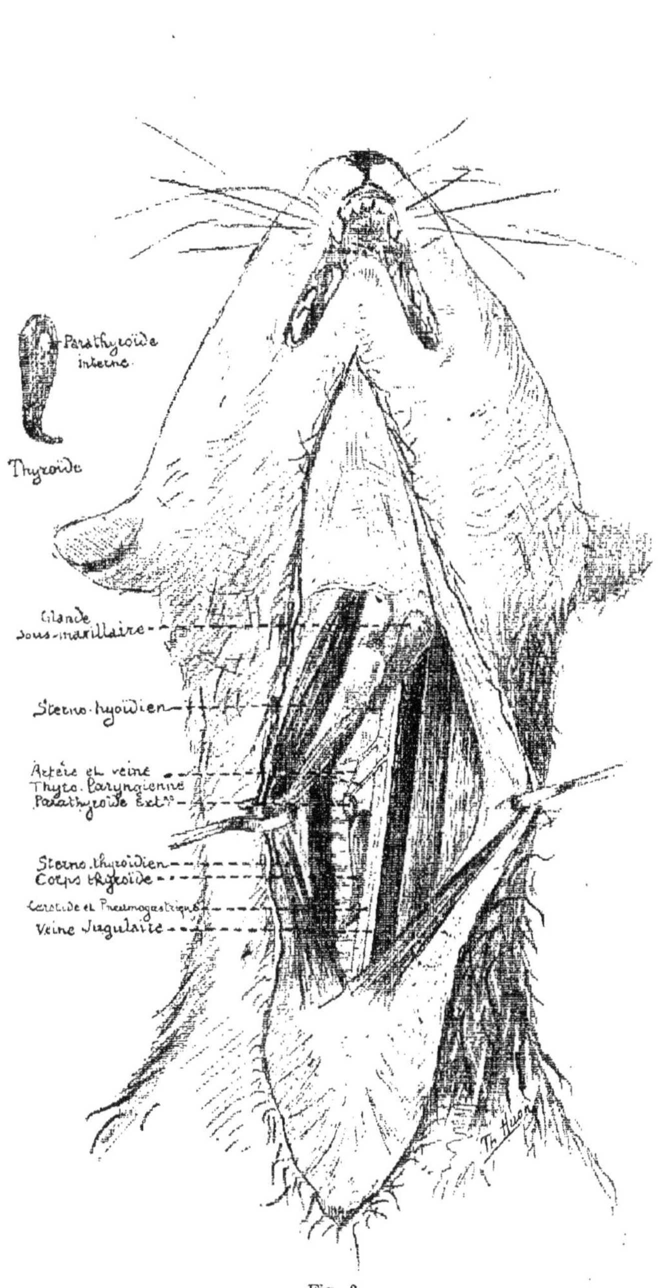

Fig. 3.

sentés par deux masses aplaties à contours supérieurs arrondis et à bords inférieurs amincis et prolongés sous forme de lamelle d'union en avant de la trachée (isthme). Ils sont situés sur les côtés de la trachée, au-dessous du larynx, depuis le cartilage cricoïde et la pointe postéro-supérieure du thyroïde jusqu'au huitième ou neuvième anneau trachéal. L'isthme, comme étranglé sur la ligne médiane, est tellement mince qu'il laisse apercevoir, par transparence, les anneaux et espaces interannulaires de la trachée.

Cachés sous les muscles sterno-hyoïdiens et thyroïdiens, ces organes présentent une face interne concave moulée sur les faces latérales de la trachée et une face externe convexe qui répond aux muscles précités, en avant et par côté.

Le bord supérieur répond au nerf laryngé inférieur, à la carotide et au pneumogastrique.

Oiseaux. — Chez les *oiseaux*, les poules, les corps thyroïdes, de forme lenticulaire, sont situés à l'entrée de la cavité thoracique dans l'espace compris entre les deux sacs axillaires (sacs cervicaux de Sappey) et le sac sous-cervical (sac thoracique de Sappey) en arrière du jabot. — Sur la ligne médiane, on trouve dans cet espace la trachée et le larynx inférieur en haut, la portion de l'œsophage se rendant du jabot au ventricule succenturié ; sur les côtés les muscles costo-trachéliens, les carotides et les pneumogastriques. — Les thyroïdes se trouvent à la hauteur de l'espace situé entre l'insertion des costo-trachéliens et le larynx inférieur, en dehors du point où la carotide naît du tronc axillaire, entre cette carotide et le pneumogastrique qui le longe en dehors.

*
* *

Chez tous nos animaux domestiques, les corps thyroïdes sont englobés par une membrane fibreuse épaisse et résistante, comparable à l'enveloppe du rein ou à celle du foie.

Très solide chez certaines espèces (cheval, âne), elle offre

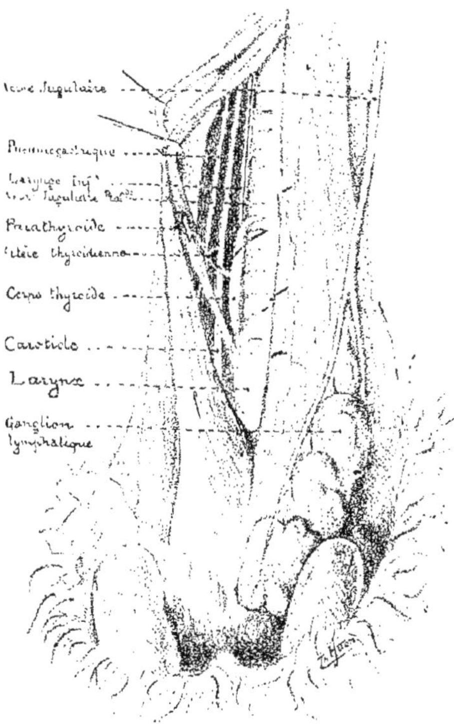

Fig. 4.

une épaisseur et une résistance moindres chez d'autres (chien, mouton, chèvre).

La couleur varie entre le brun foncé (cheval, âne), et le brun ordinaire (chien, mouton, chèvre). De consistance ferme, le tissu thyroïdien se déchire cependant avec facilité et laisse toujours échapper (sur la surface de section ou de déchirure) un liquide fortement teinté, brunâtre à l'état pur, et abondant.

Ce liquide (obtenu par compression) est d'une odeur spéciale, absolument caractéristique, malgré des différences marquées suivant les espèces auxquelles on s'adresse.

Pour ce qui est de la structure histologique, identique chez toutes les espèces, elle est suffisamment connue, croyons-nous, pour qu'il n'y ait pas lieu de s'y arrêter.

*
* *

GLANDULES THYROÏDIENNES ACCESSOIRES.

Y a-t-il seulement dans l'organisme deux glandes thyroïdes distinctes ou réunies, suivant qu'on les examine dans les différentes espèces ?

Non !

Des recherches anatomiques nombreuses ont établi que, chez l'homme en particulier, il existait souvent des glandules accessoires, variables comme volume et comme situation, mais localisées cependant dans les régions pré, supra et infrahyoïdales antérieures (Grüber, Callender, Bruck, Madelung, Streckeisen, Wolff et Verneuil). Ces glandules accessoires peuvent devenir le siège de goitres accessoires.

Chez les animaux, des constatations identiques ont été faites. Piana (de Milan) affirme que ces glandules accessoires existent chez le chien dans 66 p. 100 des cas examinés, et cela non seulement dans la région thyroïdienne, mais encore jusqu'au voisinage de la bifurcation du tronc aortique (?).

Ewald, Wohlfer et Wagner émettent les mêmes opinions relativement à la fréquence et au siège de ces glandules chez les carnivores.

Dans ces dernières années, une certaine confusion a

(1) MADELUNG, *Archiv für klin. Chirurgie*, Band XXIV. — VERNEUIL, *Archives générales de médecine*, 1853.

régné parmi les dénominations appliquées aux organes annexes ou de voisinage du corps thyroïde. — Quelle valeur convient-il de donner à la dénomination de « glandules thyroïdiennes accessoires » ? En s'en tenant à la lettre, et c'est évidemment ce à quoi ont pensé les chirurgiens, il s'agit de nodules aberrants, ayant la structure histologique et les propriétés du tissu thyroïdien ; de petits organes susceptibles de suppléer l'organe principal, le cas échéant, et susceptibles aussi de subir ses altérations pathologiques.

Et s'il en est ainsi, peut-on admettre sans contrôle les données de Piana ? peut-on accepter la manière de voir de M. Gley qui a donné ce qualicatif de glandules thyroïdiennes accessoires aux parathyroïdes dont nous parlerons plus loin ? Non.

Des recherches anatomiques auxquelles je me suis livré, et rapportées ci-dessus, il résulte que chez le cheval et chez l'âne il y a souvent de petits nodules thyroïdiens accessoires de la grosseur d'une lentille ou d'un pois ; mais toujours ces nodules restent au voisinage des organes principaux. — Le plus ordinairement on les trouve le long du trajet de la thyroïdienne supérieure, vers l'extrémité supérieure du corps thyroïde ; beaucoup plus rarement on les rencontre vers la face externe et exceptionnellement à l'extrémité inférieure.

Chez la chèvre et le mouton je n'ai rencontré que de petits îlots à peine détachés de l'extrémité inférieure de l'organe principal. Chez le porc et le lapin je n'en ai pas trouvé, mais mes dissections ont été moins nombreuses.

Chez le chien, au contraire, leur existence est fréquente et leur répartition comparable à celle observée chez l'homme, le cheval et l'âne. Les nodules accessoires de l'extrémité inférieure du thyroïde sont loin de représenter une exception. Toutefois, ce qu'il est plus commun de trouver, c'est la présence d'un nodule ou mieux d'un lobule médian souslaryngien, situé entre l'insertion des muscles sterno-hyoïdiens, à une certaine distance par conséquent des lobules principaux (fig. 2).

*
* *

PARATHYROÏDES.

Un anatomiste suédois, Sandström, a décrit chez l'homme, le cheval, le bœuf, le chat, le chien et le lapin (1880), des glandules à structure embryonnaire (?), qu'il a dénommées *glandules parathyroïdes*, dont la fonction supposée se rattacherait étroitement à la fonction thyroïdienne.

Chez l'homme, les glandules seraient constantes et se trouveraient, dans la généralité des cas, au voisinage du point de pénétration des artères thyroïdiennes dans l'organe envisagé.

La structure offrirait, soit la disposition embryonnaire, soit la disposition en lobules par cloisonnement conjonctif, soit la disposition folliculaire.

Chez le **Cheval** elle seraient presque toujours vers l'extrémite supérieure du corps thyroïde et présenteraient la forme arrondie lobulaire. La structure offrirait l'aspect folliculaire en général (fragmentation du tissu embryonnaire par du tissu conjonctif). — Je les ai trouvées dans le tissu périthyroïdien, le long de la division thyroïdienne de l'artère thyro-laryngée.

Chez le **Bœuf**, Sandström a trouvé des glandes parathyroïdes vers l'extrémité inférieure ou la face interne de l'organe principal. La structure serait ou embryonnaire ou lobulaire.

Chez le **Chien**, les parahtyroïdes, de la grosseur d'un grain de chènevis, ont été signalées vers le bord antéro-externe de l'organe essentiel, et offriraient à l'étude histologique les caractères d'un tissu embryonnaire.

Enfin, chez le **Lapin**, les glandules se trouveraient à la surface supéro-externe du corps thyroïde et offriraient une structure lobulée évidente.

Cette description des parathyroïdes chez les animaux est, dans ses grandes lignes, absolument exacte, et il faut reconnaître que c'est grâce à ces documents nouveaux, que la question de la fonction physiologique des organes thyroïdiens a pu entrer dans une nouvelle voie dans ces dernières années. Malheureusement la description de Sandström était incomplète et si elle a rendu des services importants, elle a été la cause indirecte de malentendus nombreux entre certains expérimentateurs. — Les uns, en effet, ont cru, qu'il n'y avait toujours que deux parathyroïdes, alors qu'il y en a au minimum quatre, chez la plupart des animaux domestiques (chien, chat, lapin, chèvre) ; deux de chaque côté, annexées et quelquefois incluses dans le corps thyroïde lui-même. On comprend, dès lors, que la suppression de deux seulement restât sans effet physiologique notable.

Dès avril 1893 j'avais signalé, au point de vue de l'anatomie descriptive pure, la multiplicité des glandules parathyroïdes chez le chien et reconnu le même fait dans mes expériences chez le chat. Depuis, Nicolas, Kohn, Schaper, etc., ont montré par l'histologie et l'embryologie, qu'il y en avait toujours quatre, deux de chaque côté chez certains mammifères. Les dispositions les plus fréquentes sont celles représentées sur nos dessins :

Chez le chien la parathyroïde externe se trouve d'ordinaire à l'extrémité supérieure du corps thyroïde, vers le point de pénétration de la thyroïdienne supérieure, libre ou enclavée, mais non englobée dans la capsule du corps thyroïde ; la parathyroïde interne, plus petite que l'externe se rencontre vers le tiers supérieur de la face interne de l'organe, enveloppée par la capsule (fig. 2). — Ces situations n'ont toutefois rien d'absolument fixe, et les parathyroïdes, l'externe surtout, se trouvent souvent déplacées en haut ou en bas, vers le bord antérieur ou vers le bord postérieur du thyroïde. — Il peut même se faire qu'il y ait une ou deux petites parathyroïdes *supplémentaires*, ce qui rend les opérations de parathyroïdectomie particulièrement délicates et minutieuses. Il nous est arrivé, au cours de parathyroïdectomies, d'être obligé de laisser, malgré la plus grande attention, une et deux parathyroïdes qui n'étaient alors retrouvées qu'à l'autopsie, après l'abatage des opérés.

Chez le chat, la disposition des parathyroïdes est identique à celle relevée chez le chien. Ces parathyroïdes apparaissent plus pâles que le tissu thyroïdien (fig. 3).

Chez la chèvre, ce n'est qu'après des recherches multiples que j'ai pu établir que la parathyroïde externe se trouve le plus souvent à une certaine distance du corps thyroïde, en dehors et en haut, dans le tissu conjonctif de la face interne de la glande sous-maxillaire. Elle est pourvue d'une artériole spéciale. — Lorsqu'on n'est pas instruit par la multiplicité des recherches ou des opérations, on peut très bien la confondre avec l'un des petits ganglions lymphatiques de la gouttière jugulaire ou avec l'une des glandules hématiques de cette région, auxquelles elle ressemble beaucoup. La parathyroïde interne, que nous n'avons découverte qu'avec plus de difficultés encore, se trouve faire partie intégrante du thyroïde lui-même : on ne peut la déceler avec certitude qu'au moyen du microscope, au tiers supérieur de l'organe principal d'ordinaire (fig. 1).

Chez le lapin, la parathyroïde externe se trouve soit sur l'extrémité supéro-externe du thyroïde où Sandström l'a décrite, soit beaucoup plus bas, en dehors de la carotide, point où Gley et moi l'avons rencontrée le plus souvent. La parathyroïde interne est en règle générale enclavée ou englobée vers le tiers supérieur de la face interne.

Nous croyons inutile de nous attarder sur cette description pour les autres animaux (cheval, bœuf), parce qu'ils ne peuvent être employés qu'exceptionnellement comme sujets d'expériences.

DEUXIÈME PARTIE

*
* *

PHYSIOLOGIE

HISTORIQUE DE NOS CONNAISSANCES SUR LA FONCTION DES ORGANES THYROÏDIENS.

Il n'y a guère qu'une vingtaine (?) d'années que la fonction physiologique des thyroïdes a réellement commencé à préoccuper les chercheurs. Les anciens auteurs se contentaient d'enseigner que c'étaient des organes sans fonction, des organes à fonction inconnue ou sans importance, ou même des organes en voie de disparition.

Seuls quelques médecins et chirurgiens (Malgaigne, Magnien, etc.) avaient essayé de leur attribuer un rôle mécanique relié aux phénomènes généraux de la circulation ; imbus qu'ils étaient de cette idée, que les glandes dénommées *vasculaires sanguines* devaient avant tout se trouver sous la dépendance des phénomènes circulatoires. Ces théories exclusivement mécaniques, aujourd'hui totalement abandonnées, ont cependant trouvé des adeptes dans des temps plus récents, et bien qu'actuellement les idées se rattachant à l'existence d'*une sécrétion interne* soient les seules en faveur, il ne sera peut-être pas inutile de rappeler très brièvement les anciennes hypothèses.

Théories mécaniques. — Sappey avait fait du corps

thyroïde un *centre de rétablissement circulatoire* entre le système des carotides et le système des sous-clavières. Selon cet auteur, on verrait se continuer entre elles, par l'intermédiaire des artères thyroïdiennes, les deux sous-clavières, les deux carotides externes, la sous-clavière et la carotide d'un même côté.

Barkow alla encore plus loin, en décrivant neuf arcs artériels anastomotiques plus ou moins problématiques (arcs thyro-cartilagineux, crico-thyroïdien, thyro-glandulaire inférieur, thyro-glandulaire marginal inférieur, thyro-lobulaire latéral, thyro-glandulaire intralobulaire, thyro-glandulaire médian, laryngé postérieur et trachéal antérieur).

Henle (*Systematischen Anatomie des Menschen*, Braunschweig, 1876) et Hyrtl ont contesté ces données en en faisant ressortir l'exagération. Néanmoins, il faut reconnaître qu'il peut y avoir assez souvent des anastomoses directes, à plein canal, entre les thyroïdiennes droites et gauches ou les thyroïdiennes supérieure et inférieure d'un même côté. Les vues du professeur Sappey se vérifient donc dans ces cas, mais il n'en reste pas moins établi que, même dans l'espèce humaine, la fonction des thyroïdes, en tant que centre de rétablissement circulatoire, est plus illusoire que réelle, puisqu'elle est inconstante.

Chez les animaux, ces relations anastomotiques n'existent qu'exceptionnellement. — Les thyroïdes se trouvent complètement séparées (cheval), ou simplement réunies par une très mince lamelle aponévrotique ; plus rarement par une bandelette glandulaire qui correspond à l'isthme thyroïdien (chien, chèvre, âne, mouton, etc.). Encore faut-il ajouter que si cette réunion est la règle chez l'âne on ne la trouve pas d'une façon constante chez le mouton, la chèvre et le chien, même chez les jeunes animaux.

Jamais je n'ai trouvé d'anastomoses à plein canal entre les branches de terminaison des artères thyroïdiennes droites et gauches chez le cheval, le chien, le mouton, la chèvre. Chez l'âne, durant les premières années de la vie, cette communication existe peut-être par suite du développement temporaire de l'isthme (Voy. *Description anatomique*), mais certainement elle fait défaut chez les sujets âgés où l'isthme est atrophié. — Ce que j'ai pu constater chez beaucoup de nos sujets domestiques, c'est la présence d'anastomoses à plein canal entre les ultimes divisions des artères thyroïdiennes supérieure et inférieure d'un même côté, mais c'est à ces canalisations restreintes qu'il faudrait limiter le centre de rétablissement circulatoire chez les animaux. D'ailleurs, les thyroïdiennes supérieure (souvent thyro-laryngée) et inférieure naissent de la carotide, à peu de distance l'une de l'autre ; il n'y a donc guère lieu d'établir de comparaison avec ce qui existe dans l'espèce humaine.

*
* *

Une seconde théorie, absolument fantaisiste, émise par Magnien, fait jouer aux glandes thyroïdes un extraordinaire rôle de régulateur de la circulation encéphalique, pendant le développement de l'embryon. C'est ainsi que chez les animaux où les corps thyroïdes sont presque toujours isolés et reportés sur les côtés de la trachée, au voisinage de la carotide, ces organes exerceraient une compression relative sur les carotides (?), diminueraient l'intensité du courant circulatoire dans les zones antérieures de l'encéphale qui se développeraient peu (hémisphères cérébraux), tandis qu'ils favoriseraient la circulation et le développement des régions irriguées par la vertébrale.

Chez l'homme, au contraire, la présence de l'isthme, ramenant les lobes thyroïdiens vers la face antérieure de la trachée, s'opposerait à la compression des carotides, favoriserait l'irrigation des territoires parcourus par les divisions de ces troncs artériels et provoquerait, par suite, le développement des parties antérieures de l'encéphale.

A de telles données il est inutile d'opposer des réfutations, car on se trouve en plein domaine de la fantaisie ; et d'ailleurs, contrairement à ce qui se présente chez l'homme, il est parfaitement démontré, d'après mes recherches anatomiques chez les animaux, que les corps thyroïdes ne sont pas en contact immédiat avec la carotide, qu'ils en sont séparés par du tissu conjonctif bourré de coussinets adipeux et qu'ils n'exercent par suite jamais de compression carotidienne, lorsque les dispositions anatomiques sont normales ou classiques.

*
* *

Selon Guyon, les corps thyroïdes pourraient, dans des cas déterminés, provoquer l'anémie cérébrale par compression des carotides (?). Il est vrai que Rush, Valdeyer, etc., pensent au contraire que c'est en se comportant comme un réservoir accumulateur que le corps thyroïde pourrait provoquer l'anémie cérébrale. Schrager, Liebermeister, et d'autres estiment enfin que ces collecteurs sanguins ont justement pour objet de prévenir l'anémie cérébrale.

Tout peut être soutenu, mais lorsqu'en fin de compte on se retrouve en présence d'aussi nombreuses hypothèses, il est certain, *a priori*, que les explications sont inadmissibles et n'ont que des apparences de raison, parce qu'elles manquent toutes de la sanction de contrôle.

On a voulu considérer enfin le corps thyroïde comme un simple organe protecteur des contours de la gorge, comme un organe protecteur des vaisseaux et des nerfs du cou, contre la contraction musculaire, comme un accélérateur passif de la circulation veineuse cervicale, en se basant sur ce fait que lors de l'ascension du larynx (mouvement de déglutition ou de phonation), les glandes thyroïdes se trouvaient comprimées par les muscles sterno-hyoïdiens et thyroïdiens allongés et tendus.

Chez l'homme, les dispositions anatomiques permettent en effet qu'il puisse en être ainsi, mais il n'en est pas de même ches les animaux, où les lobes thyroïdiens sont situés sur les côtés et même un peu vers la face postérieure de la trachée, au fond de la gouttière jugulaire.

*
* *

Les théories mécaniques ne pouvant donner satisfaction à l'esprit, avant même qu'on ne les eût envisagées d'une façon générale, comme je viens de le faire très brièvement à l'aide de l'anatomie comparée, en établissant un parallèle pour les différents organismes de nos animaux et de l'homme, les physiologistes se sont lancés dans une autre voie.

Théories physiologiques. — Effets de la thyroïdectomie. — Partant de cet axiome physiologique : que si un organe a un rôle, son extirpation sera suivie de troubles fonctionnels d'autant plus accusés que ce rôle sera plus important, ils ont demandé à l'expérimentation la solution du problème qu'ils s'étaient posé.

De nombreux expérimentateurs se sont depuis des années attachés à cette tâche ardue ; beaucoup ont précisé des faits de quelque importance, mais aucun n'a nettement défini la fonction thyroïdienne.

Grâce à la diversité et à la multiplicité de mes expériences, je suis en mesure de préciser davantage cette fonction. Aussi, pour que l'on puisse facilement juger de quelle façon j'ai dirigé mes études, pour que l'on puisse voir se dessiner l'idée directrice qui m'a guidé, pour que l'on puisse comprendre comment le chemin m'a été tracé par les travaux et les publications de mes devanciers, je ferai un exposé systématique et rapide de ces travaux.

Sans remonter plus loin, je rappellerai que Schiff, le premier, en 1859 et plus tard en 1884, indiqua que l'ablation complète du corps thyroïde, chez le chien, était presque toujours mortelle.

Reverdin (de Genève), en 1882, puis Kocher, en 1883, signalèrent à la suite des opérations de goitre, chez l'homme, la fréquence de l'affection désignée sous le nom de myxœdème ou de cachexie strumiprive, fort bien décrite depuis longtemps par Güll, Ord, Morvan et Charcot, etc. Reverdin et Kocher établissaient donc, par leurs observations, les relations de causes à effets, existant entre l'extirpation thyroïdienne et le myxœdème.

En 1885, Horsley, expérimentant sur les singes, donnait la démonstration irréfutable de ces relations de causes à effets, entre la suppression de la fonction thyroïdienne et le myxœdème. En faisant l'ablation complète des corps thyroïdes, il provoquait à plus ou moins longue échéance l'apparition du myxœdème.

La chirurgie et l'expérimentation physiologique arrivaient donc au même but, au même résultat, pour une constatation de faits indéniable. Comme toujours, en pareil cas, la chose essentielle étant démontrée, on entra dans les détails, et bientôt il fut établi que lorsqu'on enlève un lobe thyroïde, en vertu des lois connues sur le balancement fonctionnel des organes pairs, l'autre lobe s'hypertrophiait. Wagner, et après lui Horsley, Eisselsberg et Breisacher tombèrent d'accord sur ce point. Il est important toutefois d'ajouter que ce n'est pas là un fait constant et que l'hypertrophie compensatrice ne se produit pas toujours.

Horsley et Eisselsberg, dans leurs observations, reconnurent que l'hypertrophie compensatrice ne se produisait que chez les jeunes animaux. L'explication en sera donnée plus loin par quelques-unes de mes expériences (Voir *Crétinisme expérimental*).

Lorsque, par nécessité chirurgicale, la thyroïdectomie a été pratiquée chez l'homme, il peut arriver que des îlots thyroïdiens (glandules accessoires) s'hypertrophient et suppléent en partie à l'organe principal absent (Reverdin), et c'est pourquoi il est indiqué, depuis longtemps déjà, dans les ablations thyroïdiennes sur l'espèce humaine, de laisser autant de tissu thyroïdien que l'intervention chirurgicale le permet. La quantité conservée s'organise, s'hypertrophie, et remplit, d'une façon suffisante ou non, la fonction qui lui est dévolue, tout en empêchant d'une manière absolue ou relative l'apparition du myxœdème.

Les glandes accessoires, le tissu thyroïdien restant peuvent même devenir le siège d'altérations déterminées, au même titre que l'organe principal (goitre accessoire, Verneuil).

Deux choses paraissaient donc dès lors nettement établies : la gravité exceptionnelle de l'ablation thyroïdienne chez le chien ; les dangers de l'opération totale du goitre chez l'homme. Mais, en y regardant de plus près, il y avait cependant des différences entre ce qui était observé chez le chien, chez l'homme ou chez le singe.

Symptomatologie. — Chez le chien, ou mieux chez les carnivores (chiens, chats, renards), les points saillants de cette symptomatologie étaient les suivants :

Les premiers signes débutent par de la nonchalance et de l'abattement, suivis à bref délai d'inappétence, de dysphagie, d'anorexie, d'efforts de vomissements, de diarrhée et de contractions fibrillaires comparables à celles qui se produisent dans le tétanos (Schiff et tous les observateurs). Les contractions individuelles des muscles, peuvent aussi se rencontrer et s'extérioriser sous forme de contractions cloniques (observations de Horsley et Schafer sur le singe).

Plus tard, ces phénomènes se présentent sous forme de spasmes tétaniques accompagnés d'hyperthermie, de polypnée et de crises tétaniques intermittentes de moins en moins espacées. Les animaux meurent en contracture générale.

De semblables accidents ont été vus quelquefois sur l'espèce humaine, dans les cas de myxœdème aigu, ou mieux d'accidents aigus des opérations de goitre. Des accidents tétaniques ont été observés (12 fois sur 53 cas) par Eisselsberg et Billroth à la suite de l'extirpation *totale* du goitre, jamais à la suite d'extirpations partielles (115 cas).

Enfin comme dernière modalité, peuvent surgir des cas de paralysie motrice et d'anesthésie (Horsley).

Pour un esprit sagace, il restait donc des inconnues à trouver : entre autres l'explication des différences symptomatologiques observées.

Horsley chercha à les résoudre en comparant les résultats publiés et en expérimentant sur des animaux d'espèces variées, ce qui l'amena à déclarer :

1° Que chez les carnivores, les accidents se montrent sous leur aspect le plus caractéristique, avec des manifestations nettement accusées ;

2° Que chez les singes ces accidents sont beaucoup moins accusés et ne revêtent jamais un semblable degré d'acuité ;

3° Que chez les ruminants (un mouton a pu être conservé 369 jours après l'opération), les solipèdes et le porc adultes, la thyroïdectomie semble devoir rester sans effets.

Rapp, opérant sur la chèvre et Münck sur le porc émettaient les mêmes conclusions que Horsley. Toutefois ce dernier expérimentateur pensa que chez les ruminants et les solipèdes, il y aurait peut-être, avec le temps, évolution de la cachexie thyroïdienne.

Chez les oiseaux, les expériences de Allara sur les poules, Ewald et Rockwell sur les pigeons sont restées sans résultats.

Chez les rongeurs, celles de Schiff et Philippeaux sur les rats blancs, de Colzi, Rogowitsch et plus tard d'Albertoni et Tizzoni tendaient au même but et aboutissaient aux mêmes conclusions.

Si donc on cherche à établir une comparaison entre les effets de la thyroïdectomie dans les diverses classes de vertébrés, on arrive au tableau suivant emprunté à Horsley :

PAS DE CACHEXIE.	CACHEXIE TRÈS LENTE ou problématique.	CACHEXIE MODÉRÉE mais certaine.	CACHEXIE AIGUË.
Oiseaux.	Solipèdes.	Homme.	Carnivores.
Rongeurs.	Ruminants.	Singe.	

Ces résultats n'étaient pas d'ailleurs admis sans conteste, et Drobnick et Münk crurent pouvoir rattacher les accidents observés sur les carnassiers, à des troubles nerveux résultant de l'opération elle-même, à des lésions du laryngé, du vague ou du sympathique, ou même à une névrite du pneumogastrique.

Cette fausse interprétation des phénomènes observés ne peut plus être soutenue aujourd'hui, car il a été démontré nombre de fois que les mêmes accidents se produisaient en dehors de toute lésion nerveuse opératoire et aussi bien dans les cas où on obtenait une cicatrisation directe de la plaie, que dans ceux où il se produisait de la suppuration.

Lorsque les thyroïdectomies sont pratiquées d'une façon convenable, c'est-à-dire suivant les règles de la chirurgie moderne, les nerfs restent indemnes de toute altération. Les examens de Schiff, Führ, Eisselsberg, Lœf, Ewald, Horsley et les miens le démontrent, péremptoirement.

Altérations. — Quelles pouvaient donc bien être les altérations organiques déterminées chez les carnassiers :

Les centres inférieurs principalement sont affectés. Schiff le premier démontra que les tremblements et les contractions musculaires n'étaient pas d'origine périphérique, puisque la section des nerfs moteurs les arrêtait.

Horsley fit voir que chez le singe, l'ablation des parties excitables de l'écorce cérébrale ne provoquait nullement la cessation des spasmes musculaires ; quelques années plus tard (3 ans après), Münck prouva aussi que la section de la moelle n'empêchait nullement la continuation des contractions musculaires.

De toutes ces observations, il semble résulter que les centres inférieurs sont la source des symptômes observés. Les altérations, anémie et œdème (Sanquirico, Canalis, Schiff, Horsley), varient avec l'intensité et la durée des symptômes. — Lorsque les accidents sont très accusés, Weiss a décrit une hyperhémie cérébrale, Rogowitsch une encéphalite parenchymateuse avec hyperémie de l'écorce cérébrale, Schültze et Schwarz une exsudation leucocytique dans les méninges de la région supérieure de la moelle épinière, etc.

L'altération du sang est tellement évidente que de nombreuses recherches ont été faites sur ce point, quoiqu'elles n'aient pas abouti. Il semble que le pouvoir absorbant de l'oxygène soit grandement réduit. Croyant trouver la cause dans un mauvais fonctionnement de la glotte, certains auteurs ont pratiqué la trachéotomie sans résultats satisfaisants, ce qui explique l'opinion de Drobnik qui pensait que l'état de vénosité du sang, était en partie dû à une contraction spasmodique des bronchioles.

On a dit aussi que le nombre des globules sanguins diminuait, que la cyanose allait en croissant depuis l'opération jusqu'à la mort (Herzen, Kofrichter, Rogowitsch), mais ces constatations ne peuvent servir d'explications, elles ne donnent pas le pourquoi. La diminution globulaire peut d'ailleurs être considérée comme une conséquence de l'abstinence relative ou de la diète pathologique qui résulte de l'opération.

La cyanose est plus difficile à expliquer ; car, en admettant avec Albertoni et Tizzoni que la quantité d'oxygène du sang artériel puisse tomber au-dessous de la normale, et descendre même au-dessous de la normale contenue dans le sang veineux (anoxyhémie de Herzen), on n'en comprend pas très bien la raison.

Halliburton constate enfin la présence de mucine dans le sang d'animaux thyroïdectomisés, mais la constatation de ce principe, tout en laissant naître l'idée d'une intoxication générale par un sang anormal, nous laisse dans la même ignorance.

La cause de l'altération du sang, et son explication, est encore à trouver et à donner.

Comme troubles généraux de nutrition, on signalait une émaciation générale accompagnant les accidents aigus, chez l'homme et le singe myxœdémateux. Halliburton a trouvé une forte proportion de mucine dans le tissu conjonctif, ce qui peut être simplement la conséquence de troubles nutritifs dans le tissu conjonctif.

Cliniquement, chez l'homme, l'altération la plus appréciable est celle de la peau et du tissu conjonctif. La peau devient dure, rude, sèche par suite de l'absence de sécrétion ; le tissu sous-cutané dur, inélastique et atrophié, ou grandement infiltré. Mêmes choses sont observées chez les singes, quoique à un degré moindre.

Les recherches faites beaucoup plus récemment sur ces altérations organiques, ont montré que les accidents aigus chez le chien s'accompagnent d'albuminurie, mais que le coefficient urotoxique, n'était pas surélevé, ainsi que le démontrent quelques expériences d'Alonzo (injections sous-cutanées d'urine, n'ayant pas plus d'effets que les urines normales), de Slosse et Godart ainsi que de Sgolbo et

Lamari, quoique Gley (1) ait pensé avoir obtenu des résultats positifs en contradiction avec les précédents.

Quantité de tissu indispensable pour le bon fonctionnement de l'organisme. — Pouvait-on, dans les ablations thyroïdiennes, espérer la non-apparition des accidents, chez les espèces où ces accidents se présentent ?

Était-il possible d'éviter ces accidents, même chez les carnassiers, en ne faisant que des ablations partielles déterminées ?

On comprend facilement tout l'intérêt qui s'attachait à la solution de pareil problème, puisqu'il y avait à établir un renseignement de première utilité, pouvant servir de guide sûr dans les opérations de goitre.

Colzi, Eisselsberg, Führ, Sanquirico et Canalis, dans leurs tentatives, en arrivèrent tour à tour à admettre que chez les carnivores, il convient de laisser le tiers supérieur de l'organe ou au minimum le quart, pour prévenir l'apparition des accidents ordinaires de l'opération.

Schiff alla plus loin et chercha à déterminer à l'aide d'extirpations unilatérales, successives et progressives, effectuées à des intervalles très éloignés, chez le chien, s'il était possible de prévenir les accidents. — Ses résultats furent en majorité négatifs.

Ces données justifient pleinement, pour l'espèce humaine, les indications de Reverdin qui conseille de ne faire que des ablations partielles.

Rogowitsch, puis Pisenti et Viola, ont cherché à établir les relations de développement et de structure, ainsi que les relations physiologiques qui pouvaient exister entre la pituitaire et les corps thyroïdes. Dans l'état actuel de nos con-

(1) Sgolbo et Lamari, *Revista clin. et thérapeut.*, 1892. — Gley, *Archives de physiologie*, avril 1892. — Slosse et Godart, Notice sur le 2e congrès international de physiologie de Liége, 1892. — Horsley, *The British medical Journal*, 1885.

naissances, ces relations supposées ne peuvent naturellement être établies au point de vue embryologique et histologique que pour le lobe antérieur seul de la pituitaire, d'une part, et le corps thyroïde de l'autre.

Pour les relations physiologiques, Rogowitsch dit avoir trouvé chez les chiens un gonflement manifeste de la pituitaire, à la suite de la thyroïdectomie. Les chiens ne survivant que très peu à l'opération, il est permis, en attendant d'autres preuves, de n'accepter les données de Rogovitsch qu'avec la plus grande réserve.

Le corps thyroïde étant indispensable au bon fonctionnement de l'organisme, peut-on, dans les cas d'extirpation obligatoire, par nécessité chirurgicale, espérer la non-apparition des accidents consécutifs, en pratiquant la greffe d'un corps thyroïde étranger provenant d'un animal de la même espèce ou d'une espèce différente ?

La tentative en a souvent été faite par Schiff qui a obtenu quelques succès (introduction de corps thyroïdes d'individus de la même espèce dans la cavité péritonéale), et il en conclut avec beaucoup de sagacité que le rôle de ces glandes thyroïdes est un rôle chimique.

Eisselsberg, en opérant sur des chats, a de même réussi à greffer l'un des lobes thyroïdes sous le péritoine. La greffe étant réussie, l'ablation du lobe restant n'a jamais donné lieu à l'apparition des moindres accidents. Si d'autre part, chez ces mêmes sujets, on extirpe au bout d'un certain temps le lobe greffé, les accidents éclatent presque aussitôt comme dans les ablations ordinaires (?).

Ces expériences anciennes ont reçu leur application dans le traitement du myxœdème humain (essais de greffe de corps thyroïdes de mouton) (Richer, Kircher, Mecklen, Waltner, Bellencourt et Serrano). Malheureusement ces greffes sont difficiles à réaliser au sens propre du mot ;

rarement le corps greffé se vascularise, la nutrition ne s'y faisant que d'une façon absolument restreinte, l'atrophie progressive se manifeste avec rapidité et la pratique perd dès lors tous les bénéfices que la théorie faisait entrevoir.

Influence de l'âge. — Il est admis aujourd'hui, et cela d'une façon absolument générale, que beaucoup d'organes de l'économie possèdent une importance variable suivant les âges et suivant les espèces. Les preuves abondent de tous côtés. Il était donc intéressant de voir si la glande thyroïde permettait d'enregistrer des faits venant à l'appui de cette donnée.

Schiff, Wagner et Ewald, dans leurs expériences sur les carnivores, avaient noté une gravité exceptionnelle des accidents chez les jeunes opérés : Horsley opérant sur des singes a trouvé, lui aussi, sur les sujets jeunes, une évolution plus rapide des accidents que sur les sujets adultes.

Chez les chiens âgés au contraire, l'évolution des accidents mortels de la thyroïdectomie serait relativement lente (Hegar, Simon, Horsley).

Dans l'espèce humaine, les statistiques relatives aux opérations de goitre sont démonstratives à ce sujet. Selon Kocher, la cachexie thyroïdienne serait fatale durant l'adolescence. De 20 à 30 ans, les complications de la thyroïdectomie seraient encore extrêmement fréquentes ; mais passé l'âge adulte, de 30 à 40 ans, 50 ou 60 ans, l'opération resterait sans complications graves dans la majorité des cas. (Voir Bourneville et Bricou.)

On peut donc admettre que c'est un fait démontré pour l'espèce humaine, pour les singes, et pour les carnassiers : que les accidents qui peuvent se produire à la suite de la thyroïdectomie sont plus rapides, plus intenses et plus accusés chez les jeunes sujets que chez les adultes ou les très âgés.

Théories chimiques. — Comment expliquer la succession

des phénomènes observés à la suite de la thyroïdectomie? Les théories chimiques ont-elles aussi donné libre cours à l'imagination bien plus souvent qu'à la raison?

L'une des premières en date, soutenue par Weill, Sanquirico, Canalis, etc... basée presque exclusivement sur des expériences faites chez le chien, admettait que *les corps thyroïdes fabriquaient une substance nécessaire à l'intégrité fonctionnelle du système nerveux*. C'était là une conclusion *à priori*, tirée de la symptomatologie offerte par l'extirpation thyroïdienne chez les carnassiers ; mais en réalité, les manifestations nerveuses observées à la suite de la thyroïdectomie pouvaient et doivent actuellement s'expliquer par des troubles apportés dans les échanges organiques. par des troubles nutritifs du système nerveux qui évoluent en même temps que des troubles nutritifs généraux, provoqués par la suppression d'une fonction physiologique importante.

Une autre a voulu attribuer au corps thyroïde une fonction hématopoïétique (soutenue par Crede, Zevas, Cuénot, etc.), soit directe, soit indirecte, en relation avec celle attribuée à la rate. Certains auteurs ont prétendu que chez les animaux qui ne mouraient pas à la suite de l'extirpation thyroïdienne, la rate s'hypertrophiait progressivement. Les faits contradictoires enregistrés furent aussi nombreux sinon plus que les faits positifs signalés; aussi, cette simple explication était-elle insuffisante.

Pour la vérifier, des expérimentateurs très consciencieux, tels que Horsley, firent des numérations de globules chez des animaux thyroïdectomisés et constatèrent que le nombre normal de ces globules diminuait à partir du 15e ou 16e jour qui suivait l'opération jusqu'à la mort (Horsley, expériences sur les singes, 1884).

Cela veut-il dire que cette seconde hypothèse soit vraie? Non. Cette constatation est le résultat de l'évolution progressive de la cachexie thyroïdienne, est le résultat de troubles nutritifs mal déterminés, est le résultat d'une alimentation défectueuse, etc., etc,... mais ne prouve en aucune façon le rôle hématopoïétique de la glande.

Des numérations globulaires comparatives effectuées sur le sang des artères et des veines thyroïdiennes donnèrent des chiffres en faveur de ces dernières. L'hypothèse semblait donc se justifier encore ; mais le même fait peut se constater pour nombre d'autres organes, organes sécréteurs qui de toute évidence ne peuvent jouer un rôle dans l'hématopoïèse.

La seule acceptable aujourd'hui, la seule qui s'accorde avec les nombreuses expériences de tous les expérimentateurs, est celle qui dévolue aux thyroïdes l'élaboration d'un produit agissant sur les échanges organiques (Horsley). Reste à la préciser.

Suivant Horsley, la fonction thyroïdienne commencerait à se manifester dès le sixième ou le huitième mois de la vie intra-utérine (dans l'espèce humaine) et s'il faut en croire les données de Huschke, le développement relatif (rapport entre le poids du corps et le poids des thyroïdes) de cet organe, diminuerait avec l'âge et atteindrait son minimum à l'extrême vieillesse.

RECHERCHES PERSONNELLES.

Voilà quels étaient, brièvement résumés, les principaux travaux effectués et les résultats connus à l'époque où j'entrepris mes premières expériences. Profitant des indications que j'y avais trouvées, j'ai, de 1888 à 1889, cherché à constater *de visu* les effets de la thyroïdectomie chez le chien; j'ai plus tard réalisé, à mon insu à cette époque, le vœu de Horsley en opérant sur des espèces très variées (solipèdes, ruminants, omnivores, carnassiers, rongeurs et oiseaux).

Il me fallut tout d'abord faire mon éducation scientifique sur ce point, et reprendre pour contrôle la série presque complète des expériences faites avant moi.

Frappé par certaines particularités d'expérimentation observées chez les jeunes sujets, je m'étais proposé de rechercher ce qui se passerait sur les *adultes* et ce qui se passerait sur les *jeunes* à la suite des ablations thyroïdiennes. Je le pouvais, grâce à la grande libéralité d'un maître que je tiens à remercier ici, M. le professeur Barrier, d'Alfort.

Je commençai donc par thyroïdectomiser des *adultes*, comme on le faisait autrefois, c'est-à-dire sans tenir compte de la présence des parathyroïdes : chevaux, ânes, moutons, chèvres, porcs, chiens, chats, etc., et les résultats que j'obtins furent absolument conformes à ceux indiqués par mes devanciers. Je ne rapporterai pas toutes ces expériences, ce serait absolument sans intérêt aujourd'hui, mais je tiens cependant à en relater les principales en quelques lignes.

Solipèdes. — L'hiver 1890, sur des chevaux que l'on devait sacrifier pour les dissections, je fis des extirpations thyroïdiennes sans jamais observer les moindres troubles fonctionnels. Malheureusement, je ne pouvais conserver mes sujets que quelques jours et si cela suffisait pour montrer qu'il n'y avait pas d'accidents aigus immédiats, je ne pouvais en tirer d'autre conclusion, car on aurait pu m'objecter que la durée des observations n'avait pas été suffisante pour être démonstrative. J'ai donc dû combler cette lacune.

Le 28 mai 1890, sur un âne âgé de 7 à 8 ans, enlèvement du thyroïde droit. L'opération, très simple en elle-même, ne provoqua aucun trouble réactionnel : la plaie se cicatrisa très régulièrement et le 14 juin je pratiquai l'ablation du thyroïde gauche.

L'opéré fut conservé tout le mois de juillet, le mois d'août, et sacrifié à cette époque sans qu'il ait été possible d'observer des troubles pouvant se rattacher à la suppression de la fonction.

Le 3 avril 1892, sur une pouliche d'un an, j'ai enlevé successivement le même jour les deux corps thyroïdes.

Le 4, dans la soirée, on enregistra des troubles vaso-moteurs se manifestant du côté de la peau sous forme d'une poussée de sueurs d'une durée de plusieurs heures. Le 5, tout était rentré dans l'état normal ; la bête est sacrifiée le 8 juin, c'est-à-dire plus de deux mois après. A l'autopsie, je vérifie que l'extirpation était totale et qu'il n'y a pas de glandules accessoires au voisinage du corps principal. Aucune lésion n'est constatée.

Enfin le 10 août 1893, j'ai thyroïdectomisé un cheval déjà parathyroïdectomisé au préalable, et dont on retrouvera l'observation autre part. Conservé jusqu'au 10 septembre, il ne présenta pas le moindre trouble pouvant se rapporter à l'opération.

Ruminants. — Le 10 mai 1890, un bélier vigoureux de 3 ans subit le même jour l'extirpation des deux thyroïdes.

La cicatrisation de la plaie est obtenue par première intention. La respiration, la température et les pulsations restent normales tous les jours suivants et l'animal conserve toute sa vigueur. Il est sacrifié en septembre sans qu'il ait été possible de remarquer quelque chose d'irrégulier.

Le 20 mai 1892, je soumets à la même ablation une chèvre âgée de six ans. Conservée plusieurs années, elle n'a jamais rien présenté d'anormal ou de nettement saillant.

Le 21 octobre 1892, j'ai thyroïdectomisé une nouvelle chèvre âgée de trois ans bien portante et vigoureuse. Observée très rigoureusement, elle n'a jamais présenté de symptômes morbides de 1892 à 1895.

Porcins. — Sur un verrat adulte, j'ai pratiqué l'ablation complète du corps thyroïde le 5 août 1891.

Chez le porc, le corps thyroïde se présente sous forme de bouclier, les deux lobes étant réunis et accolés à la face inféro-antérieure de la trachée vers la base du cou.

L'extirpation se fit sans la moindre difficulté sur l'animal anesthésié. Observé dans la suite durant une période de deux mois, on ne remarqua jamais rien d'irrégulier, l'appétit étant conservé comme à l'ordinaire. Il fut sacrifié dans les derniers jours de septembre 1891.

Oiseaux. — I. — 27 *mars* 1893. — Poule âgée de plus d'un an ; extirpation des thyroïdes après décollement du jabot et des sacs axillaires. Le sac axillaire droit est perforé accidentellement, une hémorragie abondante se déclare et détermine des troubles respiratoires accusés.

28 *mars.* — L'opérée succombe dans la soirée. La mort doit être attribuée à l'accident opératoire.

II. — 28 *mars* 1893. — Poule âgée de 2 ou 3 ans. Extirpation des thyroïdes. Suture des plaies. — 5 *avril* va bien, commencement de la ponte ; *mai*, *juin*, *juillet*, etc... va bien.

III. — 28 *mars* 1893. — Coq âgé de 2 ans. Enlèvement des thyroïdes. Le sac axillaire droit est crevé au cours de l'opération, mais il ne se produit pas d'hémorragie ; *avril*, *mai*, *juin*, *juillet*, etc... va bien.

IV. — 28 *mars* 1893. — Poule d'un an. Enlèvement des thyroïdes. La rupture du pédicule vasculaire gauche donne une petite hémorragie ; *avril, mai, juin, juillet*, etc... va bien.

Carnassiers. — Durant les années 1890, 91 et 92, j'ai fait chez le chien un très grand nombre de thyroïdectomies. Toutes ou à peu près m'ont donné les résultats connus sous leurs caractères généraux : tristesse, abattement, fétidité de l'haleine, souffrance générale accompagnée de plaintes, dysphagie, anorexie, troubles bulbaires, contractions fibrillaires, contractions cloniques, phénomènes convulsifs, phénomènes paralytiques, hyperthermie durant les accès, polypnée, cyanose, troubles circulatoires et respiratoires (impossibilité matérielle de compter les pulsations et les respirations), troubles intestinaux, etc., etc.

Jamais je n'ai observé de troubles trophiques chez les quelques thyroïdectomisés dont la vie s'est prolongée au-delà de un mois, et jusqu'à plus de six mois pour l'un. Par contre j'ai pu m'assurer que les accidents bulbaires du début étaient souvent accompagnés d'une grande accélération des battements du cœur, comme je l'ai dit plus haut. Les mouvements respiratoires étaient tellement irréguliers que l'on pouvait craindre une syncope durant les accès. Ces troubles respiratoires et circulatoires s'accompagnaient presque toujours de cyanose de plus en plus intense, se compliquaient parfois de lésions valvulaires cardiaques et l'albuminurie existait souvent dans les cas en question. J'ajouterai que j'ai pu observer plusieurs fois des troubles visuels extrêmement curieux, avec altérations de la cornée dans tous les cas, mais ce ne sont là que des manifestations qui ne renseignent que fort peu sur la nature intime des phénomènes.

J'avais pensé pendant longtemps aux analogies que l'on pouvait établir avec une intoxication urémique et, dans ce but, j'avais fait pratiquer des analyses d'urée, des urines et du sang. Les résultats obtenus ne m'ont rien fait connaître de certain, car les augmentations irrégulières que j'ai pu constater pour l'urée de l'urine dans certains cas, peuvent tout aussi bien se rattacher au mode d'alimentation, à l'état fébrile du sujet en expérience qu'à une altération propre du sang.

J'ajouterai que l'urine des opérés sur le point de mourir contient très fréquemment des pigments biliaires, décelables au spectroscope ou par recherches chimiques.

L'état de cyanose du sang m'avait fait croire aussi, à un moment donné, qu'il y avait peut-être une modification de la matière colorante, de l'hémoglobine. J'ai fait plusieurs analyses spectroscopiques et toujours, avec du sang pris sur le sujet en état de crise tétanique, j'ai pu constater la seule présence des raies caractéristiques de l'oxyhémoglobine.

Les analyses quantitatives du sucre dans le sang, les analyses de gaz sont restées sans résultats, car les chiffres obtenus oscillaient dans tous les cas autour de la normale.

Comme beaucoup d'autres auteurs, j'ai fait aussi des extirpations successives; j'ai fait de simples ligatures des vaisseaux (ligatures des veines et des artères) et toujours j'ai obtenu les accidents ordinaires de l'opération, comme s'il s'agissait d'une ablation régulière. Les animaux meurent avec les accidents et dans les délais qui se rapportent à la thyroïdectomie ordinaire :

Un chien opéré le 13 juillet 1890, dans les conditions indiquées précédemment (ligature des vaisseaux à la soie antiseptique), présenta les premiers accidents (vomissements, raideur générale, accélération des battements du cœur et des mouvements respiratoires, etc.) dans la soirée du 14. Ces accidents s'aggravèrent de plus en plus et l'animal mourut le 30 juillet. A l'autopsie, les corps thyroïdes étaient déjà absolument atrophiés.

Un second chien, opéré dans les mêmes conditions le 19 juillet 1891, est mort le 29 juillet.

Enfin plus récemment, le 15 août 1892, un troisième chien soumis aux mêmes manœuvres, a présenté tous les accidents thyroïdiens. Le 26 et le 27, l'état s'était aggravé, il lui était impossible de prendre de la nourriture et il est mort le 28.

Ces premières tentatives aboutissaient donc aux mêmes résultats que les recherches de mes devanciers. Elles laissaient subsister dans l'esprit les mêmes doutes relativement à l'unité de fonction.

Un enseignement mérite cependant de fixer l'attention. C'est celui des effets des ligatures vasculaires. Les chiens opérés de cette façon sont morts, absolument comme s'ils avaient subi l'ablation thyroïdienne et cependant les opérations avaient été faites de telle façon que des cicatrisations opératoires *per primam* avaient été obtenues. Les glandes thyroïdes s'étaient donc trouvées dans les conditions les plus favorables qu'il soit possible de réaliser dans les greffes. Elles se sont atrophiées très rapidement sans se mortifier, mais la vascularisation périphérique inflammatoire post-opératoire qui s'était développée, était restée insuffisante pour entretenir leur vitalité et empêcher les accidents d'évoluer.

C'est ce qui se passe dans toutes les greffes de même nature, et ce qui explique leur manque d'efficacité dans la très grande majorité des cas.

*
* *

C'est à cette époque que M. Gley, reprenant les données anatomiques de Sandström eut, le premier, le très grand mérite de les appliquer à l'expérimentation physiologique (1).

En opérant sur des lapins il constata :

(1) Gley, *Société de biologie*, 1891 ; *Archives de physiologie*, 1892.

1° Que l'extirpation des thyroïdes seuls ne donnait généralement pas lieu à l'apparition d'accidents ;

2° Que l'extirpation des parathyroïdes de Sandström (glandules accessoires) ne donnait pas lieu non plus à l'apparition d'accidents ;

3° Mais que l'extirpation simultanée des thyroïdes et des parathyroïdes (thyroïdectomie totale), était règle générale suivie d'accidents mortels.

Contrairement à ce qui était admis jusqu'alors, on ne pouvait donc plus dire que la thyroïdectomie était inoffensive chez les rongeurs. — Aussi M. Gley émit-il ce qu'il appela la *théorie des suppléances fonctionnelles*, théorie devenue presque classique depuis, et qui peut se résumer ainsi :

Lorsqu'on enlève les thyroïdes seuls, il n'y a pas d'accidents consécutifs, parce que les glandules accessoires (parathyroïdes) suppléent les organes principaux. Lorsqu'on enlève les glandules accessoires il n'y a pas d'accidents non plus ; mais lorsqu'on enlève le tout, la fonction est définitivement supprimée et les accidents éclatent.

Ce qui s'observait chez le lapin devait s'observer sans doute chez d'autres animaux, et si chez les solipèdes, les ruminants et les porcins, la thyroïdectomie telle qu'on la pratiquait restait sans accidents, cela devait tenir à ce que les parathyroïdes étaient ménagées dans les interventions.

Pour l'auteur, les glandules accessoires parathyroïdes avaient une structure rappelant le stade embryonnaire du tissu thyroïdien. Après suppression des glandes principales, les glandules s'hypertrophiant, la structure devait se modifier pour reprendre une évolution inachevée pour se transformer en tissu thyroïdien adulte, et ainsi s'expliquait la suppléance fonctionnelle.

Cette théorie des suppléances fonctionnelles, très séduisante assurément, permettait donc de comprendre pourquoi, dans certains cas, il y avait des accidents, et pourquoi dans d'autres, chez certains autres animaux, ces accidents ne se manifestaient pas. C'est qu'alors il restait après l'opération soit du tissu thyroïdien, soit une ou plusieurs parathyroïdes.

Je ne rappellerai pas les discussions que j'eus à cette époque avec M. Gley : on peut les trouver dans les *Comptes rendus de la Société de biologie* des années 1892-93, mais j'ajouterai cependant que je fus le premier à m'élever contre la théorie de la suppléance fonctionnelle. Reprenant sur le lapin les expériences de thyroïdectomie totale, j'obtins bien des résultats qui concordaient avec les siens, mais je ne crus pas pouvoir interpréter ces résultats de la même façon que M. Gley.

J'acquis d'ailleurs, par des recherches d'histologie, la conviction que si, après l'enlèvement des thyroïdes, les parathyroïdes restantes (on n'en laissait que deux) s'hypertrophiaient (chez les sujets jeunes), la structure primitive restait identiquement ce qu'elle était, pas le moindre changement ne pouvait être noté en vue d'un acheminement vers l'état de tissu thyroïdien adulte.

Le fait fut vérifié depuis par Hofmeister, Jacoby et Blumreich en Allemagne.

Dès cette époque, d'autre part, je prévoyais l'existence de deux fonctions distinctes que je ne tardai pas à séparer.

FONCTION THYROÏDIENNE

CRÉTINISME EXPÉRIMENTAL

Sachant que chez certains sujets d'expériences, la suppression des corps thyroïdes ne provoquait pas l'apparition d'accidents aigus immédiats, et ayant contrôlé moi-même le fait nombre de fois pour le cheval, l'âne, le mouton, la chèvre, le porc et les oiseaux, je résolus, dès 1892, de reprendre toute la même série de ces expériences sur des sujets très jeunes, encore à la mamelle ou à peine parvenus au sevrage autant que possible, ce qui n'avait pas encore été fait.

J'obtins dès le début, sur le porcelet, le chevreau et le lapereau, des résultats si remarquables, que je fus poussé malgré moi à faire les mêmes tentatives sur les oiseaux, et les jeunes carnassiers.

Cependant, comme chez ces derniers les parathyroïdes sont en contact immédiat ou enclavées dans le tissu thyroïdien, il me fallut au préalable expérimenter sur des chiens et des chats adultes, et voir si chez eux la thyroïdectomie effectuée dans certaines conditions, ne serait pas aussi bénigne que chez les herbivores. J'avais indiqué la technique expérimentale à suivre pour faire des thyroïdectomies tout en respectant les parathyroïdes, et en même temps que M. Gley j'acquis à cette époque la conviction que la conservation des parathyroïdes chez le chien et le chat adultes empêchait l'apparition des accidents dits classiques.

Je fis plus tard la même expérience sur des chiots et de jeunes chats, et j'eus la satisfaction d'obtenir une uniformité absolument complète dans les résultats chez les jeunes.

On pourra d'ailleurs en juger par les expériences ci-dessous :

Porcins.

I. — **Porcelet**, né le 28 *avril* 1892. — Thyroïdectomie le 13 *mai*, époque où il était encore à la mamelle. Sevré le 10 juin, alors qu'il semblait extérieurement se trouver en aussi brillant état de santé que les autres petits sujets de la même portée, considérés comme témoins.

28 *juin*. — Voix faible, plaintive et comme avortée, appétit conservé. Élargissement notable du corps, pas d'accroissement en hauteur. Myxœdème en voie d'évolution ; peau rude, soies grossières longues et raides. — 10 *juillet*, crétinisme myxœdémateux bien caractérisé ; diminution de l'appétit, faiblesse générale, mort le 17 *juillet*.

Autopsie : Œdème généralisé, nuque, cou, dos, lombes, et membres jusqu'aux jarrets et aux genoux. Extrémités inférieures intactes (fig. 5).

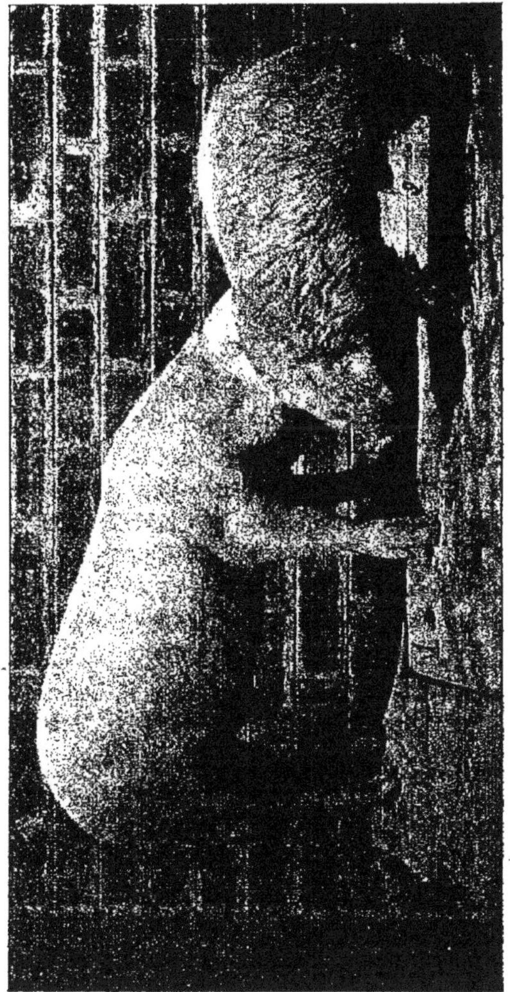

Fig. 5. — Porcelets de la même portée, nés le 28 avril 1892, élevés dans les mêmes conditions. Photographie du 10 juillet 1892.

1. Sujet normal.
2. Sujet thyroïdectomisé le 13 mai 1892.

II. — Le 29 *juillet* 1892, je thyroïdectomisai un porcelet âgé d'un mois, le plus beau des sujets d'une même portée conservés comme témoins. Poids = 9 livres. Poids du corps thyroïde = 1 gramme.

7 août. — Va très bien, plaies cicatrisées par première intention, vigueur conservée.

25 août. — Développement en hauteur moins accentué que chez les autres, longueur totale du corps moins grande ; bouffissure générale, plis cutanés, etc...

25 octobre. — Crétinisme myxœdémateux très nettement caractérisé mais moins accentué que sur le n° 1, voix avortée, appétit conservé. Conservé jusqu'en décembre.

III. — 3 *décembre* 1893. — Thyroïdectomie sur un porcelet à la mamelle, mêmes résultats que ci-dessus.

Caprins.

I. — 10 *juin* 1892. — Ablation des thyroïdes chez un chevreau né le 1er *juin.* — 12 *juin*, cicatrisation de la plaie opératoire par première intention. État de santé excellent en apparence. Accroissement peu accentué. Appétit, gaieté et vigueur conservés, mais l'opéré reste un véritable nain et à l'âge de 6 mois il ne pèse encore que 6k,500, poids qui correspond à celui d'un chevreau de même race d'un mois environ.

Corps épais, abdomen volumineux, voix de nouveau-né, appareil génital atrophié, pas de myxœdème, crétinisme atrophique simple. — Conservé pendant toute l'année 1893, l'augmentation de poids a été extraordinairement faible.

15 *novembre* 1892. — Poids 6k,500. — 15 *novembre* 1893. Poids 12 kil.

II. — 28 *juin* 1896. — Enlèvement des thyroïdes à une chevrette du Poitou encore à la mamelle. Témoin de même origine conservé. — 15 *juillet.* — État général excellent en apparence, vivacité moins grande cependant. — 28 *juillet.* — L'opérée contraste déjà très nettement avec le témoin. Le tronc est raccourci, l'abdomen volumineux, rond et en boule, totalement en opposition avec l'aspect aplati de l'abdomen du témoin.

20 *août* 1896. — Taille moins élevée de plusieurs centimètres que celle du témoin. Corps plus court, aspect plus trapu, pas de myxœdème, crétinisme atrophique simple déjà nettement caractérisé.

Lapins.

19 *juillet* 1892. — Un jeune lapin de trois mois subit la thyroïdectomie (deux parathyroïdes sont respectées) ; il est laissé ensuite avec deux autres sujets témoins, du même âge, de la même portée et de poids légèrement plus faibles. Nourri identiquement de la même façon, on

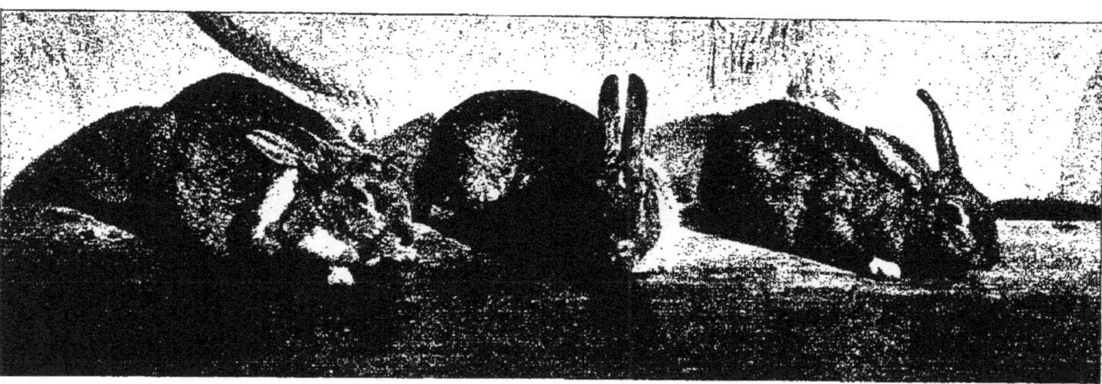

Fig. 6. — Crétinisme atrophique. — Lapins de la même portée. — Photographie du 15 novembre 1892.

	Poids relevés le 25 novembre.
1. **Lapin thyroïdectomisé le 19 juillet 1892.** — (Parathyroïdes conservées)	850 grammes.
2. **Sujet n'ayant subi aucune mutilation**	1600 —
3. **Sujet n'ayant subi aucune mutilation**	1900 —

ne tarde pas à s'apercevoir que, malgré la conservation des apparences de la santé, l'opéré se développe mal, reste maigre avec une fourrure moins belle.

En septembre la différence de développement est tellement sensible qu'elle frappe dès le premier examen. Le 15 *novembre* 1892, par crainte de perdre des points de comparaison, les témoins et l'opéré sont photographiés, et les poids relevés le 25 *novembre* donnent les chiffres suivants :

Le n° 1	thyroïdectomisé...............	850 grammes.
Le n° 2	lapin non mutilé...............	1600 —
Le n° 3	lapin non mutilé...............	1900 —

L'écart de ces poids chez les sujets intacts, tout en étant de 300 grammes, est pour ainsi dire sans importance, si on le compare à celui qui existe avec le poids du lapin thyroïdectomisé ! Cet opéré est resté en effet mince, petit, maigrelet, sans vigueur et sans énergie. Son développement a certainement été entravé, ainsi que le démontre la comparaison avec les deux sujets intacts élevés dans les mêmes conditions.

Chez lui comme chez les chevreaux, il n'y a pas eu myxœdème, mais simplement arrêt du développement, crétinisme atrophique.

11 *août* 1892. — Thyroïdectomie chez un lapin de 8 mois. Parathyroïdes conservées. Un témoin du même âge et de la même portée est conservé pour terme de comparaison.

Septembre. — Apparences extérieures de la santé.

Octobre. — État de chair et d'engraissement beaucoup moins parfait que celui du témoin. Peu de crétinisme, puisque l'opéré avait acquis presque complètement son développement général au moment de l'opération.

De la maigreur seulement, fourrure moins belle.

III. — 12 *août* 1892. — Thyroïdectomie sur trois jeunes lapins de 6 mois. Apparences extérieures de la santé pendant les mois suivants, pas d'accroissement, engraissement nul.

L'un, sacrifié en mars 1893, donne des parathyroïdes non hypertrophiées qui furent examinées plus tard au point de vue histologique.

CARNASSIERS.

Chiens.

I. — 26 *juin* 1893. — Chiot âgé de 6 semaines, très vigoureux, poids = 2k,200.

Enlèvement des thyroïdes, conservation des parathyroïdes.

2 *juillet*. — Gaieté disparue. — 15 *juillet*. — Ne cherche plus à jouer avec les autres petits témoins de la même portée. — 25 *août*. — Franchement crétin myxœdémateux, peu d'augmentation de la hauteur, corps en boule.

II. — 15 *mars* 1894. — Chiot, âgé de 2 mois, vigoureux. Poids = 3^k,070. — Enlèvement des thyroïdes, conservation des parathyroïdes. — 1er *avril*. — Va bien. — 15 *avril*. — État crétinoïde déjà manifeste, pattes courtes, tronc large, abdomen rond, peau infiltrée épaisse, poils rudes, etc..., poids 4^k,100.

25 *juillet*. — Crétinisme myxœdémateux typique, faciès d'un chiot de 2 mois, face ridée, peau plissée, tronc très large, paraît très gras (myxœdème). — Depuis l'opération, l'augmentation en hauteur est inappréciable, poids = 4^k,860.

III. — 27 *janvier* 1897. — Chiot de race de Terre-Neuve, âgé de 3 mois. Poids 6^k,770. Enlèvement des thyroïdes, conservation de deux parathyroïdes. Développement progressif et lent du crétinisme myxœdémateux avec conservation des attributs d'une santé excellente.

Tableau comparatif des mensurations prises au moment de l'opération et 5 mois après.

	2 janvier 1897.	15 juin 1897.
Poids	6 k. 770	10 k. 500
Longueur totale, du bout du nez à l'extrémité de la queue	87 cent.	98 cent.
Longueur de la tête, du bout du nez à la protubérance occipitale	17 —	18 —
Longueur des membres antérieurs, de la pointe de l'olécrâne à l'extrémité des griffes	24 —	26 —
Longueur des membres postérieurs, du calcanéum à l'extrémité des griffes	15 —	16 —
Hauteur de la poitrine au-dessus du sol	18 —	18 —
Distance des orbites (angles internes)	4,3	4,5
— — (angles externes)	8,7	8,8
— des conduits auditifs	9 —	9 —
Tour de poitrine	44 —	55 —

Il est à remarquer que ce chiot qui, aujourd'hui, à 8 mois, devrait avoir presque la taille d'un sujet adulte, n'a pour ainsi dire pas varié comme hauteur depuis l'opération. Son corps s'est un peu allongé, s'est élargi surtout, mais il est resté un véritable nain, un véritable crétin dans lequel il est impossible de reconnaître un descendant de gros chiens de Terre-Neuve.

Chats.

I. — 5 *octobre* 1893. — Chat âgé de 15 jours encore à la mamelle. Poids : 440 grammes. Enlèvement des thyroïdes, conservation de 2 parathyroïdes à gauche, 1 à droite.

15 *novembre*. — Va bien ; la queue et les pattes restent courtes, abdomen très développé.

Décembre. — Ne cherche plus à jouer, franchement crétin endormi, indolent, apathique, rabougri, corps trapu, tête large, abdomen rond, pattes et queue courtes. — Conservé dans le laboratoire, le crétin n'a jamais pu monter d'un bond sur une chaise ou une table, ou osé en descendre d'un saut. — 7 *janvier* 1894. — Poids : 1090 grammes. En janvier 1894, le crétinisme semble s'améliorer légèrement, le corps paraît moins trapu, mais l'état général reste le même.

II. — 10 *janvier* 1894. — Jeune chat né le 3 décembre 1893. Enlèvement des thyroïdes. Conservation de deux parathyroïdes. — *Février, mars*. — Va bien. Comparé avec un témoin de la même portée, le crétinisme est évident, mais moins accusé que sur le sujet précédent.

III. IV. — 12 *novembre* 1894. — Jeunes chats âgés de 2 mois, vifs, vigoureux et bien constitués. Enlèvement des thyroïdes. Une seule parathyroïde est conservée à droite ; chez les deux opérés le pédicule vasculaire de la parathyroïde gauche est rupturé, mais la glande est laissée dans la plaie. — 25 *novembre*. — Vont bien en apparence. — 25 *décembre*. — Restés maigres, absolument apathiques, crétinisme atrophique très accusé déjà. Lenteur remarquable dans les mouvements. Impossibilité de les effrayer. Les crétins, laissés en liberté dans une étable, sont écrasés quelques jours plus tard.

V. — 28 *juin* 1896. — Jeune chat âgé de 3 semaines. Poids : 339 grammes. Élevé en commun avec un témoin du poids de 322 grammes.

Enlèvement des thyroïdes. Conservation des parathyroïdes. — 17 *juillet*. — Beaucoup moins vif et moins gros que le témoin. — 1er *août*. — Maigreur très accusée, apathie absolue, prend à peine les aliments qu'on lui présente, reste des journées entières à la même place. Type complet du crétin, raccourci, élargi, atrophié, non myxœdémateux. — 11 *août*. — Poids : 345 grammes. Témoin, poids : 700 grammes.

L'opéré meurt cachectique le 11 *août*.

VI. — 27 *juillet* 1896. — Jeune chat âgé de 15 jours encore à la mamelle. Enlèvement des thyroïdes. Conservation de deux parathyroïdes. Poids : 255 grammes. — 20 *septembre*. — Va bien, mais déjà nettement crétin. Conservé jusqu'en *janvier* 1897.

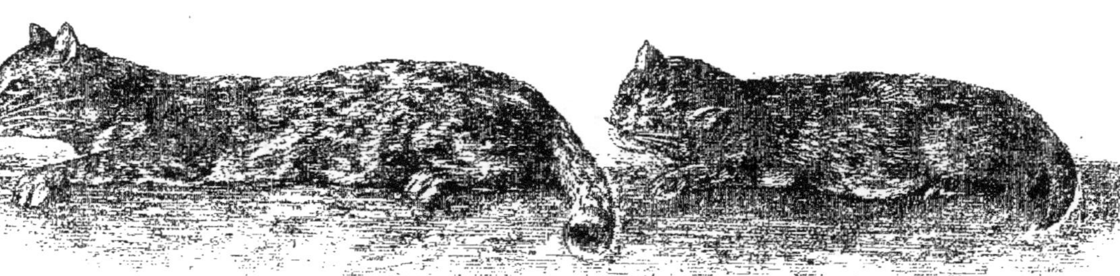

Fig. 7. — Jeunes chats nés le 12 juillet 1896. — Photographie du 4 janvier 1897.

Témoin. Sujet opéré le 27 juillet 1896.

Les mensurations comparatives avec le témoin donnent :

	Crétin.	Témoin.
Longueur de l'occiput à l'extrémité de la queue...	44 cent.	60 cent.
— de la queue...........................	16 —	22 —
Distance du sommet de l'olécrâne à l'extrémité des griffes.....................................	11 —	15 —
Distance du sommet du calcanéum à l'extrémité des griffes...............................	8 —	10 —
Distance des orbites............................	4 —	4 1/2
— des conduits auditifs...................	4 —	4 1/2
Poids..	700 gr.	1 k. 340 gr.

OISEAUX.

I. — 15 *août* 1893. — Jeune coq de 3 mois. Poids : 1k010. Thyroïdectomie. Un coq moins lourd, de la même couvée, est conservé comme témoin. Poids : 860 grammes.

27 *septembre*. — Paraît endormi, reste au poulailler après les autres, crête pâle, mouvements lents au dehors. Courbe de croissance plus faible de moitié que celle du témoin. — 13 *octobre*. — Ne peut se percher au poulailler, reste immobile dans un coin une partie de la journée, mange quand on lui présente sa nourriture, mais ne la recherche pas. Type complet du crétin sans myxœdème, démarche incertaine. Poids : 1k,090, poids du témoin 1620 grammes (fig. 8).

A dater de *janvier* 1894, une amélioration très notable s'est manifestée, la crête est devenue plus rouge et la vivacité plus grande.

II. — La thyroïdectomie pratiquée le même jour sur une poulette de 3 mois a donné des résultats beaucoup moins accusés et moins appréciables surtout, en raison des différences de caractères de l'attitude générale ordinaire. Les troubles consécutifs ont été moins nets aussi.

* * *

De cette série de recherches il résulte donc, d'une façon absolument précise, que chez les porcs, les chèvres, les chiens, les chats, les lapins et les gallinacés, et probablement chez tous les mammifères et les oiseaux, la fonction thyroïdienne est absolument la même, qu'elle est une dans tous les cas. Il en ressort avec la plus grande netteté qu'il s'agit d'une fonction trophique qui préside au développement général de l'organisme et qui ne saurait être suppléée par aucune autre.

L'importance de cette fonction thyroïdienne est prépondérante naturellement pendant le jeune âge, et pendant la durée de la croissance, et la vérification en est donnée par la variabilité des résultats du crétinisme, suivant que l'ablation thyroïdienne a été pratiquée plus ou moins tôt. Il suffit d'examiner comparativement certaines des expériences ci-dessus pour en acquérir la conviction.

Ces expériences démontrent encore que chez une même

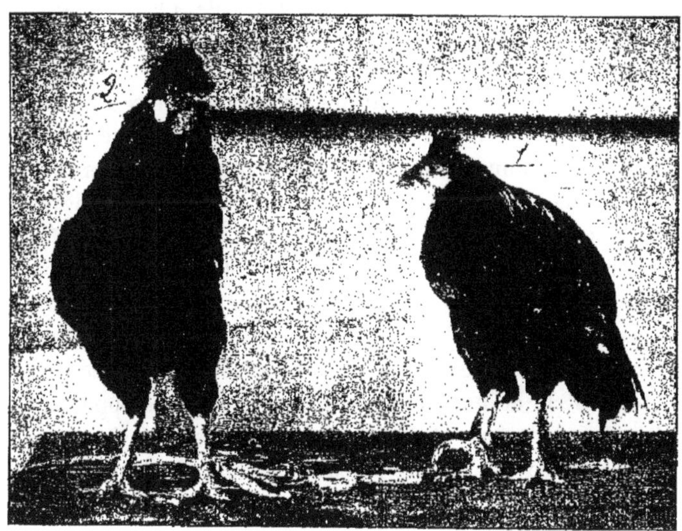

Fig. 8. — Crétinisme atrophique.

1. Sujet thyroïdectomisé le 15 août 1893.
2. Témoin.

espèce, les résultats de la suppression thyroïdienne sont toujours comparables, que chez les chiens et les cochons, par exemple, le crétinisme semble devoir toujours être myxœdémateux, alors qu'il revêt la forme atrophique chez les chevreaux, les chats, les lapins et les oiseaux.

Ma série expérimentale acquiert de par ces faits une valeur particulière, que ne sauraient avoir des expériences portant sur une seule espèce; et une puissance de démonstration que personne n'avait fournie avant moi; car si les chirurgiens de l'homme avaient signalé le myxœdème opératoire comme conséquence presque fatale d'une intervention thyroïdienne pratiquée à un âge déterminé, si Horsley dès 1885 avait signalé l'état crétinoïde chez les jeunes singes ayant subi l'ablation des thyroïdes, on pouvait croire qu'il y avait là quelque chose de spécial à l'homme et aux quadrumanes.

Personne d'ailleurs n'avait envisagé la question au point de vue où je m'étais placé, pas même les expérimentateurs qui, à l'étranger, signalèrent des faits pouvant être rapprochés des miens. Hofmeister, en effet, en 1892, quelques mois avant moi et à une époque où je ne connaissais pas encore ses travaux, avait bien fait connaître des arrêts de développement des os chez de jeunes lapins thyroïdectomisés; mais recherchant surtout la possibilité et la démonstration d'une suppléance des thyroïdes par la pituitaire, il n'avait signalé ces arrêts de développement que comme choses secondaires. Les expériences d'Eisselsberg, publiées en octobre 1892 et mentionnant les arrêts de développement chez des chevreaux et des agneaux, paraissaient alors que mes expériences étaient en cours depuis plusieurs mois.

Il suffit de se reporter à l'exposé des travaux de mes devanciers, à l'historique de la question, pour s'assurer que si l'idée de fonction trophique dévolue aux thyroïdes avait été entrevue pour ce qui regarde l'espèce humaine, cette vision n'avait été que bien vague.

On s'explique d'ailleurs qu'il en ait été ainsi, les accidents trophiques de croissance ayant toujours une évolution chronique et se trouvant masqués par des accidents aigus (accidents parathyroïdiens, ainsi que nous le verrons) que l'on croyait devoir rattacher au même groupe de manifestations morbides.

Mais si la fonction thyroïdienne est avant tout, et par-dessus tout, une fonction trophique de croissance, son rôle disparaît-il dès que l'état adulte est acquis ; devient-elle inutile à dater de ce moment? Non, et la preuve en est fournie par les observations de myxœdème fruste (Reverdin) ou même de myxœdème permanent recueillies chez l'espèce humaine.

Chez les sujets d'expériences il est extrêmement difficile de faire des constatations identiques parce que des opérés en grand nombre, ce qu'il faudrait surtout, et d'espèces différentes, ne peuvent être conservés et surveillés facilement des semaines, des mois et des années. Nul doute cependant que la fonction n'ait une grosse importance chez les sujets adultes ; mais comme chez eux le développement est définitif, comme il ne peut plus y avoir de modifications très accusées de l'aspect général, les troubles se traduisent par des modifications de la nutrition générale : par de l'anémie, de l'amaigrissement, de la cachexie, des altérations du derme cutané, des poils, du ralentissement léger des battements cardiaques, de l'abaissement de la température, etc,... ainsi que j'ai pu m'en convaincre maintes fois, par l'examen prolongé des chèvres et des chiens thyroïdectomisés, etc. — Ce qui reste acquis, c'est que si la thyroïdectomie semble devoir provoquer fatalement l'évolution de l'état crétinoïde chez les jeunes mammifères et les jeunes oiseaux, et probablement tous les jeunes vertébrés, la suppression de la fonction thyroïdienne n'est jamais mortelle à brève échéance pour les adultes, pas même les carnassiers.

Pour les solipèdes, les ruminants, les porcins et les oiseaux adultes, le fait est général et ne saurait être nié. — Mes premières expériences de contrôle le démontrent d'autant mieux, qu'elles concordent avec les résultats fournis autrefois par des auteurs très divers et qui ne s'étaient occupés la plupart que de l'étude de la question chez une espèce déterminée.

Pour les carnassiers adultes, il en est absolument de même ; les opérés survivent toujours à la thyroïdectomie, lorsque en faisant cette opération, on respecte les parathyroïdes avec leurs connexions vasculaires. — C'est là ce que Gley et moi avons observé vers la même époque.

Les expériences ci-dessous très brièvement résumées en donnent la démonstration :

I. — 13 *avril* 1893. — Chien adulte. Enlèvement des thyroïdes, conservation de deux parathyroïdes, 15. — 25 *avril*. — Mange peu. — *Mai-juin*. — Va bien.

II. — 16 *avril* 1893. — Chien de montagne, âgé. Enlèvement des thyroïdes qui sont frappés de dégénérescence kystique. Deux parathyroïdes sont conservées, 16. — 20 *avril*. — Va bien. — 21. — Diarrhée, légers claquements de mâchoires. — *Mai-juin*. — Va bien.

III. — 18 *avril* 1893. — Chien bull-terrier. Enlèvement des thyroïdes, conservation de deux parathyroïdes. — 21 *avril*. — Démarche chancelante. — 23. — Soif ardente, respiration ronflante ; 26. — Crises de tétanie, mort le 30.

IV. — 20 *avril* 1893. — Chien de rue, 2 ans. Enlèvement des thyroïdes ; conservation de deux parathyroïdes. — *Mai-juin*. — Va bien. N'a jamais présenté de symptômes alarmants.

V. — 21 *avril* 1893. — Chien loulou, 5 ans. — Conservation de deux parathyroïdes, extirpation des corps thyroïdes. — *Mai-juin*. — Va très bien.

VI. — 24 *avril* 1893. — Jeune chien bull-terrier. Extirpation des thyroïdes, conservation de trois parathyroïdes. — *Mai-juin*. — Va bien.

VII. — 25 *avril* 1893. — Chien de rue, 3 ans. Enlèvement des thyroïdes, conservation de trois parathyroïdes. — *Mai-juin*. — Va bien.

VIII. — 25 *avril*. — Chien de rue. Extirpation des thyroïdes ; conservation d'une seule parathyroïde à gauche. — 27 *avril*. — Contractions cloniques. — 29. — Tétanie. — 30. — Mort.

Théoriquement, il faudrait laisser les quatre parathyroïdes normales, avec toutes leurs connexions vasculaires ; pratiquement, c'est presque impossible à réaliser, les parathyroïdes internes étant en partie incluses. — Les deux cas de mort ci-dessus s'expliquent donc facilement par insuffisance parathyroïdienne.

FONCTION PARATHYROÏDIENNE.

La théorie des suppléances fonctionnelles entre les thyroïdes et les parathyroïdes d'une part, entre les thyroïdes, la pituitaire et certains organes supposés vicariants d'autre part, était à peine lancée que je crus pouvoir indiquer qu'elle était inacceptable.

J'avais pour cela d'excellentes raisons, d'ordre anatomique, histologique, physiologique et peu après d'ordre expérimental : — Sous le rapport anatomique, il était connu depuis les recherches de Sandstrom que les parathyroïdes, tout en faisant partie de ce que l'on peut appeler le système thyroïdien, n'avaient pas les caractères d'aspect, de couleur, de consistance de ce tissu thyroïdien dont elles se distinguaient nettement à la dissection.

Sous le rapport histologique, la structure en était totalement différente.

Sans doute rien de cela ne permettait d'affirmer catégoriquement que l'unité de fonction et la suppléance n'existaient pas ; car s'il est plus commun de voir des tissus, identiques en apparence au point de vue anatomique et histologique, être doués d'activités différentes ; il n'est pas impossible peut-être de trouver des tissus différents de structure, doués de propriétés identiques. — Or, le premier je montrai que si parfois, à la suite des thyroïdectomies, les parathyroïdes restantes s'hypertrophiaient, pas la moindre modification de structure ne pouvait être notée, pas la moindre transformation pouvant faire concevoir un acheminement vers la constitution du tissu thyroïdien adulte, comme on l'avait supposé. C'était une preuve de plus venant s'ajouter aux autres, et c'est pourquoi je disais : « Peut-être supprime-t-on deux fonctions et non une seule, en faisant à la fois l'ablation des thyroïdes et des glandules embryonnaires (1). »

Aujourd'hui les faits s'expliquent, puisqu'on sait qu'il y a quatre parathyroïdes normales. — En faisant ce que M. Gley avait appelé la thyroïdectomie simple, on ne laissait que deux parathyroïdes chez le lapin, mais on supprimait avec les thyroïdes deux parathyroïdes enclavées ou incluses. Les deux parathyroïdes restantes s'hypertrophiaient pour suppléer les parathyroïdes enlevées, et c'était tout.

Bien plus tard après, d'ailleurs, mes affirmations sur ce point se trouvèrent absolument corroborées par Hofmeister, Jacoby et Blumreich, Vassale et Generali. — Mais ce qui surtout affermit mes convictions sur l'existence de deux fonctions distinctes, ce furent les résultats de mes premières expériences de parathyroïdectomie chez le chien.

Retenu à l'époque par d'autres travaux, et resté seul en France à avoir combattu la théorie des suppléances fonctionnelles, qui était même adoptée en Belgique, en Italie et en Angleterre, je me contentai alors d'accumuler lentement les preuves, pour pouvoir asseoir mes opinions sur des bases solides; et ce ne fut que quand je vis des doutes s'élever dans l'esprit de M. Gley, le promoteur de la théorie de la suppléance, après la publication des expériences de Vassale et Generali et de Rouxeau, que je me décidai à publier l'analyse succincte de ces recherches (2).

Ayant signalé, le premier encore, la multiplicité des parathyroïdes chez le chien (et non pas seulement les variations de disposition), sans avoir reconnu, toutefois, qu'il dût y en avoir toujours au moins quatre (Kohn, Prenant, etc.), j'en tirai cette conclusion très simple : que pour savoir si les parathyroïdes avaient un rôle important, il fallait les supprimer *toutes* à la fois.

(1) Moussu, *Société de biologie*, 13 mars 1893.
(2) Moussu, *Comptes rendus de la Société de biologie*, 16 janvier 1897.

Je choisis de préférence les chiens et les chats comme sujets d'expériences, parce que ce sont les sujets chez lesquels les parathyroïdes sont les plus faciles à découvrir et à isoler et parce que ce sont aussi les sujets les plus faciles à se procurer.

Mes chiens étaient anesthésiés par méthode mixte (atropine, morphine, chloroforme) et pour éviter les chances d'infection et de suppuration, je ne me servis jamais de ligatures ; les hémorragies étaient arrêtées à l'aide d'un petit thermocautère *ad hoc*. Presque toujours, j'obtins des cicatrisations *per primam* et jamais de suppurations autres que celles déterminées par les points de suture cutanée.

Les chats furent opérés dans les mêmes conditions, mais après anesthésie chloroformique.

Voici le détail des expériences et les résultats que j'obtins.

PARATHYROÏDECTOMIES CHEZ LE CHIEN.

PREMIÈRE SÉRIE. — SUJETS AYANT SUCCOMBÉ.

I. — 2 *mai* 1893. — Terrier écossais. — Enlèvement de 2 parathyroïdes à droite, 3 à gauche. — 3 *mai*, ne mange pas. — 4 mai, contractions cloniques des membres antérieurs le matin ; le soir à 5 heures, contractions dans les crotaphites et les masséters ; accélération de la respiration. Pulsations 120. Température : 42°,1.

Impossibilité de la station debout.

5 *mai*, même état : mort le soir à 5 heures.

II. — 5 *mai* 1893. — Chienne de chasse âgée. — Enlèvement de 2 parathyroïdes à gauche, 3 à droite (de chaque côté une dans le tissu conjonctif périthyroïdien). 6, 7, 8 *mai*, mange bien ; 9, plaintes continuelles, tétanie générale, démarche raide ; 10, nausées violentes : mort le 12. Autopsie : pleurésie tuberculeuse, plaie opératoire bien cicatrisée.

III. — 13 *mai* 1893. — Chien de chasse. Enlevé 2 parathyroïdes à gauche, 1 à droite. Le 16, accès de tétanie générale, polypnée. Température : 40°,5. Démarche pénible, griffes rabotant le sol. Les membres ne peuvent plus se plier. Mort vers midi.

IV. — 15 *mai* 1893. — Chien de rue, âgé. Enlevé 2 parathyroïdes de chaque côté. 15-20 *mai*, va bien. 20-24 *mai*, ne mange pas, nez sec, narines obstruées, soif ardente. Mort le 24 *mai*.

V. — 16 *mai* 1893. — Chien de chasse, âgé. Enlevé 2 parathyroïdes de chaque côté. 18, va bien ; 19, ne peut se tenir debout, muqueuses à aspect jaune terreux, soif vive ; 21, vomissements ; 22, mort.

VI. — 21 *mai* 1893. — Chien de Brie, âgé. Enlevé 2 parathyroïdes de chaque côté. 28, plaintes continuelles. 29, vomissements dès qu'il a bu, ou avalé quelques petits morceaux de viande. 30, contracture des membres postérieurs. 31, mort. Autopsie : pleurésie tuberculeuse unilatérale.

VII. — 24 *mai* 1893. — Chien mâtin, 7 à 8 ans. Enlevé 2 parathyroïdes de chaque côté. — 26, ne mange pas. 27, soif ardente. 28, même état, contractions fibrillaires des temporaux, masséters, crotaphites, triceps fémoral, olécrâniens, muscles des oreilles, etc. 29, claquements de dents. 30, disparition des contractions cloniques. 1er juin, réapparition, soif très ardente, impossibilité de la déglutition. 2 juin, jetage sanguinolent, haleine fétide, soif très ardente. 8 *juin*, mort.

VIII. — 31 *mai* 1893. — Chien de montagne, âgé. Enlèvement de 2 parathyroïdes de chaque côté. 1er *juin*, plaintes, polypnée légère. 2 *juin*, tremblements des membres. 3 *juin*, prostration absolue. Mort à 11 heures du matin.

IX. — 3 *juin* 1893. — Chien Terre-Neuve, âgé. Enlèvement de 4 parathyroïdes. 5 *juin*, boit beaucoup, ne mange pas. 9, boit beaucoup, mange bien ; contracture des extenseurs du membre postérieur gauche. 11, ne mange pas, contracture des mêmes muscles et des muscles gauches de la colonne vertébrale, torsion du corps en arc, démarche difficile. 12, accès de contractions cloniques dans les membres postérieurs. 15, mange un peu, boit beaucoup. 17, accès de contracture générale. 18, mort dans la soirée.

X. — 18 *juin* 1893. — Mastiff, 2 ans. Enlèvement d'une seule parathyroïde de chaque côté. 19, 20, 21, va bien. 22, boit beaucoup, faiblesse générale. 25, mange peu. Température : 40°. Battements cardiaques tumultueux, pulsations impossibles à compter. 3, 4 *juillet*, mange un peu de viande, diarrhée sanguinolente. 6, plaintes continuelles, affaiblissement. 8, mort.

XI. — 8 *juillet* 1893. — Chienne épagneule. Enlèvement d'une parathyroïde de chaque côté. 10, inappétence. 11, contractions des muscles des lèvres, des joues, du nez et de la langue. 12, les contractions disparaissent. Le 13, diarrhée fétide. 14, jetage sanguinolent. 18, va mieux, mange un peu. 19, 20, mange bien. 22, hyperesthésie très marquée, démarche titubante. 24, les attouchements de la nuque pro voquent des contractions cloniques. 27, mouvements choréiformes dans tout le train antérieur. 1er *août*, les attouchements d'un point quelconque de la surface du corps provoquent des cris de douleur. Hyperesthésie générale. Mort le 4 *août*.

XII. — 3 *août* 1893. — Bull-dog. Enlèvement de 2 parathyroïdes de chaque côté. 4, 5, 6, 7, va bien. 8 *août*, 3 heures après-midi, polypnée intense, 90 à 100 respirations par minute. Température : 42°,2. Impossibilité de compter les battements cardiaques et les pulsations. Contractions cloniques violentes dans les crotaphites, les masséters, les muscles des oreilles, des épaules, des cuisses. État général très inquiétant. 9, plus de contractions, plus de polypnée. 10, mange un peu. 12, 13, 14, 15 va très bien jusqu'au 15 *septembre*. 16 *septembre*, refuse tout aliment, tremblements du train postérieur. 17, vomissements. 18 *septembre*, mort.

XIII. — 10 *février* 1894. — Chien terrier. Enlèvement de 2 parathyroïdes à droite ; le corps thyroïde gauche est extirpé, parce qu'il est impossible de découvrir une seule parathyroïde de ce côté. 12, secousses tétaniques dans les membres. 14, mort.

L'injection de l'appareil circulatoire du cadavre a prouvé l'intégrité du réseau vasculaire de l'organe thyroïdien restant.

XIV. — 14 *février* 1894. — Chien de rue. Enlèvement d'une parathyroïde à droite et à gauche ; le corps thyroïde droit atteint environ 5 fois le volume normal (goitre kystique). 15, abattement, diarrhée sanguinolente. 16, même état. Mort dans la nuit sans secousses musculaires.

XV. — 24 *juillet* 1894. — Chiot de 2 mois, noir. Extirpation des 4 parathyroïdes. Mort le 26 juillet en état comateux.

XVI. — 24 *juillet* 1894. — Chiot de 2 mois, gris. Extirpation des 4 parathyroïdes. Mort le 27 *juillet* dans le coma.

XVII. — 12 *juillet* 1896. — Chienne, 3 ans. Enlevé 2 parathyroïdes à gauche, 2 à droite. 14, tremblements généraux. Impossibilité de station debout par contracture du train postérieur, ptyalisme. Température 40°,4. La malade se couche dans les flaques d'eau. 15, même état. 16, chorée du diaphragme, vomissements. Température : 39°,5. 17, contractions cloniques générales. Claquements de dents. Apportée au laboratoire, elle meurt brusquement. Albuminurie.

XVIII. — 22 *juillet* 1896. — Chien, fauve, 2 ans. Enlevé 2 glandules à gauche, 2 à droite. 23, contractions fibrillaires des muscles du cou. 25, contractions cloniques dans les masséters et les crotaphites, chorée du diaphragme, raideur générale ; va se coucher dans l'eau. 28, mieux sensible, mange un peu, plus de contractions. — 2 *août*, crise de tétanie, plaintes bruyantes continues. 4, 8, semble mieux aller. 9, mort.

XIX. — 15 *novembre* 1896. — Chienne de chasse, 7 à 8 mois. Enlèvement de 2 parathyroïdes à droite, 3 à gauche. 18, 19, va bien. 20, secousses cloniques des crotaphites et des muscles du garrot, claquements des dents, reste gaie. 25, même état, boit du lait. 5 *décembre*, secousses cloniques permanentes. 6, mort.

XX. — 15 *novembre* 1896. — Chien de berger. Enlèvement de 4 glandules, 2 de chaque côté. 17, 18, 19, inappétence absolue. 20, rares secousses dans les crotaphites. 29, mort.

XXI. — 10 *décembre* 1896. — Caniche. Enlèvement de 4 glandules, va bien jusqu'au 19. 20 au matin, crises brusques de tétanie, claquement des mâchoires, contractures des 4 membres, chutes sur le côté, etc. 21, chorée du diaphragme, même état général. 22, crises à volonté sous l'influence de la moindre excitation. 23, mort.

XXII. — 24 *décembre* 1896. — Chien de rue, 3 ans. Extirpation de quatre parathyroïdes. 27, inappétence, soif vive. 29, contractions fibrillaires dans les masséters et les crotaphites. Accès de polypnée. Battements cardiaques tumultueux. 1er *janvier* 1897, accès de tétanie générale, mort.

XXIII. — 24 *décembre* 1896. — Chien de chasse âgé, extirpation de quatre parathyroïdes. 25-29, tristesse, inappétence absolue, soif vive, vomissements. 4 *janvier* 1897, contracture des membres, marche difficile ; mort, le 7.

DEUXIÈME SÉRIE. — SUJETS N'AYANT PAS SUCCOMBÉ.

I. — 2 *mai* 1893. — Chienne de Brie, très grande. Enlèvement d'une parathyroïde à droite, 2 à gauche. 3, 4, 5, ne mange pas, puis va bien. Sacrifiée le 28 *septembre*. Pas retrouvé de glandules apparentes.

II. — 5 *mai* 1893. — Chienne de montagne, 3 à 4 ans. Enlevé 4 parathyroïdes. 6, 7, 8, 9, 10, 11, va bien. 11 au 17, ne mange pas, faiblesse générale, nez sec fendillé, amaigrissement, nourrie de force. 2, 3, 4, 5, 6 *juin*, contractions spasmodiques sous forme de crampes des membres postérieurs. Sacrifiée le 26 *septembre*. On retrouve une glandule au bord antérieur du thyroïde droit vérifiée à l'examen histologique.

III. — 7 *mai* 1893. — Chienne, 3 à 4 ans. Enlevé 2 glandules à gauche, 1 à droite. 8, 9, 10, ne mange pas. 17, va bien. Sacrifiée le 26 *septembre*. Une parathyroïde sur le corps thyroïde gauche.

IV. — 7 *mai* 1893. — Chienne de montagne, 4 à 5 ans. Enlevé 3 glandules à gauche, 2 à droite. 8, 9, 10, 11 *mai*, etc., va bien. Sacrifiée. Autopsie : au bord antérieur du thyroïde droit existe une glandule encapsulée facilement visible.

V. — 17 *mai* 1893. — Bull terrier, 4 à 5 ans. Enlèvement de 3 glandules à gauche, 2 à droite. Aucun trouble, sacrifié le 6 *juin*. On trouve à droite une forte glandule au bord postérieur. La structure parathyroïdienne est vérifiée aussitôt sur des coupes faites par congélation.

VI. — 26 *mai* 1893. — Chien de rue, âgé. Enlèvement d'une seule glandule de chaque côté. 27, 28, pas mangé. 1er *juin*, mieux. 2, endormi, resté au fond de sa cage. 3, 4, 5, 6, triste, mange. Sacrifié le 15 *juin*. Rien vu à l'autopsie. Glandules intrathyroïdiennes probablement.

VII. — 3 *juin* 1893. — Chien mâtin. Enlèvement de 2 parathyroïdes à droite, 3 à gauche. 4, 5, 6, 7, va bien, sacrifié le 15 *juillet*. Je ne découvre aucune parathyroïde à la surface des thyroïdes.

VIII. — 28 *juin* 1893. — Chiot, 6 semaines. Enlevé 2 parathyroïdes. Du 28 *juin* au 25 *juillet* va bien, contracte à cette époque la maladie du jeune âge et meurt de cette affection mais non de la parathyroïdectomie.

IX. — 28 *juin* 1893. — Chien de rue. Enlèvement d'une seule parathyroïde de chaque côté. — 2 *juillet*, boit beaucoup, mange peu, état général mauvais, pas de contractions, amélioration progressive dans la suite.

X. — 7 *juillet* 1893. — Chien mâtin, âgé. Enlèvement d'une parathyroïde de chaque côté. 8, 9, 10, va bien. 15, soif ardente, déglutition difficile, le malade plonge toute la face dans l'eau comme si le lappement était impossible, vomissements immédiats, le malade se remet à boire pour vomir de nouveau à plusieurs reprises. 12, 13, même état. 14, 15, mange un peu, va bien dans la suite.

XI. — 9 *août* 1893. — Épagneul. Enlevé une seule parathyroïde de chaque côté. 11, 12, 13, mange bien, boit beaucoup, va bien dans la suite. Sacrifié le 28 *septembre*.

XII. — 10 *février* 1894. — Griffon. Enlèvement de 2 parathyroïdes seulement. — 10 *mars*, nouvelle opération, enlèvement d'une parathyroïde bien apparente à droite, et d'une beaucoup plus petite à gauche. Va bien. Sacrifié le 14 *avril*.

XIII. — 18 *février* 1894. — Chienne de rue. Enlèvement de 2 parathyroïdes à gauche, 1 à droite. Jamais d'accidents. Sacrifiée le 14 *avril*.

XIV. — 10 *mars* 1894. — Terrier anglais. Enlevé 2 parathyroïdes à gauche, 1 à droite. 14, 15, tremblements continus. Va bien dans la suite. Sacrifié le 14 *avril*. On retrouve une glandule à droite.

XV. — 23 *mars* 1893. — Chien de rue. Enlèvement de 2 glandules. Va bien dans la suite. Sacrifié le 14 *mai*. A l'autopsie, on retrouve une glandule au tiers inférieur du lobe gauche, une aussi à droite.

XVI. — 31 *juillet* 1896. — Chienne. Enlèvement de 4 parathyroïdes dont une très petite à gauche. Jamais rien présenté. Sacrifiée le 20 *septembre*. Je ne puis découvrir de parathyroïdes à l'autopsie.

XVII. — 4 *novembre* 1896. — Chien de montagne. Enlèvement de 2 glandules à droite, 1 à gauche. 7, paraît triste, nez sec, rares secousses dans les crotaphites, reste couché en permanence. Décembre 1896-janvier 1897 : état médiocre, peu d'appétit, température au-dessus de la normale. Albuminurie, battements cardiaques atteignant les chiffres de 100 au moins.

La première série comprend 12 sujets parathyroïdectomisés en 1893, 4 en 1894, 7 en 1896, ayant tous présenté les accidents que l'on considérait autrefois comme l'apanage de la thyroïdectomie chez les carnassiers et que l'on pouvait croire n'appartenir qu'à la *thyroïdectomie totale* pratiquée selon les indications de M. Gley. On remarquera, et ceci a encore une grosse importance pour les conclusions à tirer de la parathyroïdectomie, que certains sujets ont succombé même après avoir subi l'ablation de deux parathryoïdes seulement.

La seconde série comprend 11 sujets opérés en 1893, 4 en 1894 et 2 en 1896. Volontairement ou par difficulté opératoire, je n'avais enlevé le plus souvent que 2 ou 3 parathyroïdes et dans la presque totalité des autopsies des sujets sacrifiés plus tard, je retrouvai une ou deux parathyroïdes vérifiées anatomiquement et histologiquement lorsqu'il y avait doute. Certains de ces opérés ont présenté des accidents alarmants, et s'ils avaient pu être conservés, peut-être en est-il qui eussent succombé.

PARATHYROÏDECTOMIES CHEZ LE CHAT.

PREMIÈRE SÉRIE. — SUJETS AYANT SUCCOMBÉ.

I. — 2 *octobre* 1893. — Chatte. — A droite, enlèvement d'une parathyroïde; à gauche, ne pouvant rien découvrir, extirpation totale du thyroïde (il reste un thyroïde complet). Le 5, s'effraye au moindre geste ; 2 heures après-midi, salivation, incoordination dans la marche, contractions cloniques, tétanie de 2 à 3 minutes et mort.

II. — 5 *octobre* 1893. — Chat de 15-18 jours à la mamelle. — Extirpation de 2 glandules. 25 *octobre*, va bien. — Mort le 17 *novembre*. Corps thyroïde bien conservé. Lésions de cachexie; n'a pas présenté de secousses.

III. — 9 *octobre* 1893. — Chat adulte. — Enlèvement d'une glandule à gauche et du corps thyroïde droit (il ne reste qu'un seul corps thyroïde). 20 *octobre*, semble bien aller, mais ne mange pas. 1er *novembre*, contractions spasmodiques des membres antérieurs, marche de travers en liberté. — 9 *novembre*, démarche titubante, plaintes continuelles, salivation, contracture générale. — 10, mort.

IV. — 9 *octobre* 1893. — Chatte. — Enlèvement de 3 glandules à droite, 2 à gauche. Le 10, contractions fibrillaires des muscles des épaules, du cou et de la nuque; le 12, contractions cloniques des mâchoires, tremblements généralisés; le 13, mort à quatre heures après midi.

V. — 13 *octobre* 1893. — Chatte. — Enlèvement d'une parathyroïde de chaque côté. Le 15, contractions fibrillaires des crotaphites, masséters, langue. Contractions cloniques des muscles du cou, oreilles, membres. Le 16, impossibilité de la station debout, contractions toniques tétaniques. Mort à 3 heures du soir.

VI. — 9 *janvier* 1894. — Chatte. — Enlèvement d'une parathyroïde à gauche et du corps thyroïde droit (reste un corps thyroïde). 20 *janvier*, va bien. — 10 *février*, salivation permanente. — La moindre excitation provoque des contractions aux membres antérieurs ou postérieurs, plus rarement au dos. — Ulcération de la mâchoire inférieure (troubles trophiques probables). — 14 *février*, eczéma envahissant de la face (troubles trophiques probables). — Le 15, secousses cloniques dans les membres et le cou. — Le 18, les secousses ne se produisent plus que sous l'influence d'une excitation.

VII. — 2 *avril* 1894. — Chatte en gestation. — Enlèvement de deux glandules. — Va bien. — Le 9 *avril*, accouche de deux petits. Le 24 *juillet*, réopération; on retrouve une glandule très petite à droite et deux très petites à gauche. — 25 *juillet*, respiration accélérée, secousses fibrillaires. — 26 *juillet*, secousses tétaniques généralisées. — 30, mâchoire inférieure pendante. — 31, mort.

VIII. — 14 *novembre* 1894. — Chat jeune. — Enlèvement de deux glandules. Pas d'accidents dans la suite. Nouvelle opération le 7 *février* 1895 ; on retrouve une glandule sur le bord antérieur du thyroïde gauche ; va bien dans la suite. — Troisième opération le 26 *juillet* 1896 ; on retrouve une glandule sur le thyroïde droit ; le 27, secousses cloniques généralisées ; respiration accélérée, ronflante et plaintive, salivation, mort à midi.

DEUXIÈME SÉRIE. — SUJETS N'AYANT PAS SUCCOMBÉ.

I. — 30 *septembre* 1893. — Chat âgé. — Extirpation de deux parathyroïdes. Ne mange pas, paraît bien aller. Fréquemment atteint de vomissements, alors qu'il n'en avait jamais avant l'opération.

II. — 30 *septembre* 1893. — Jeune chat. — Extirpation de deux parathyroïdes. Jamais d'accidents.

III. — 6 *octobre* 1893. — Chat adulte. — Enlèvement d'une parathyroïde à droite, deux à gauche (nature douteuse des organes enlevés). N'a jamais rien présenté.

IV. — 4 *février* 1894. — Chat. — Enlèvement de deux parathyroïdes. N'a jamais eu d'accidents. Sacrifié le 15 *mai*.

V. — 4 *février* 1894. — Chat. — Enlèvement de deux parathyroïdes. N'a jamais eu d'accidents. Sacrifié le 15 *mai*.

VI. — 7 *mars* 1894. — Chat. — Enlèvement de deux glandules à gauche, une à droite. Jamais d'accidents. Sacrifié le 15 *mai*.

VII. — 9 *mars* 1894. — Chatte. — Enlèvement d'une glandule à gauche, une à droite. Jamais d'accidents. Sacrifiée le 15 *mai*.

VIII. — 9 *mars* 1894. — Chat. — Enlèvement d'une glandule à gauche, une à droite. Jamais d'accidents. Sacrifiée le 15 *mai*.

IX. — 11 *novembre* 1894. — Chatte. — Enlèvement de deux glandules. Rien présenté. Sacrifiée le 8 *février* 1895 ; on retrouve une glandule sur le thyroïde droit.

Sur un total de 17 opérations, 8 ont donc déterminé l'apparition d'accidents mortels, bien que toujours on ait laissé une quantité suffisante de tissu thyroïdien : un lobe entier absolument intact au moins. En raison de la petitesse des glandules, de la fragilité des tissus et des vaisseaux, on comprend que l'opération fût plus minutieuse et plus délicate que chez le chien; aussi les interventions opératoires ont-elles dû être variées.

PARATHYROÏDECTOMIES CHEZ LA CHÈVRE.

I. — *4 août* 1896. — Chèvre âgée, conservée dans le service depuis plusieurs années. — Enlèvement de deux parathyroïdes sous-maxillaires à la hauteur du premier anneau de la trachée, en dehors du pneumogastrique.

10 août. — Paraît moins vive, reste toujours debout dans le même coin, comme anéantie; mange bien. *Septembre*, *octobre*, *novembre*, *décembre*. — Même attitude.

28 *mars* 1897. — Nouvelle opération. Enlèvement des deux thyroïdes L'incision médiane de ces thyroïdes fait apercevoir vers le tiers supérieur, la section d'une parathyroïde sphérique. — *Avril*. — Poil dur, hérissé, sec, raide, cassant; peau sèche, épaissie. Amaigrissement progressif; pas de tremblements; pas de convulsions, etc. — 18 *mai* 1897. — Mort. Pas de lésions apparentes à l'autopsie, sauf des lésions de cachexie.

II. — 9 *août* 1896. — Chèvre de dix-huit mois. — Enlèvement des deux thyroïdes et des deux parathyroïdes. — *Septembre*, *octobre*, etc. — Va bien. — *Mars*, *mai* 1897. — Va bien, mais la peau est sèche, rugueuse, plissée au cou; poils durs, secs, cassants.

PARATHYROÏDECTOMIE CHEZ LE CHEVAL.

14 *juillet* 1893. — Enlèvement des deux parathyroïdes à l'aide d'incisions de 10 centimètres de long, faites sur le tendon de l'extrémité supérieure du sterno-maxillaire. Sterno-maxillaire relevé en haut par une érigne, l'omoplat-hyoïdien retenu en bas. Ces parathyroïdes sont trouvées sur le trajet des artères thyroïdiennes.

10 *août*. — Va bien : réopération, enlèvement des thyroïdes par une incision médiane. — 10 *septembre*. — N'a rien présenté d'anormal. Sacrifié.

Si on fait le total des opérations de parathyroïdectomies pour les carnassiers, on constate que 31 ont déterminé la mort par accidents aigus et que 26 ont été compatibles avec la survie; mais il est nécessaire d'ajouter que pour ces dernières, les opérations, par difficulté opératoire ou pour raison de contrôle volontaire, avaient été incomplètes.

Pour les herbivores, une chèvre a succombé après avoir subi l'ablation des parathyroïdes et des thyroïdes ; l'autre ne présente d'autres accidents que des troubles cutanés. Peut-on rattacher le cas de mort aux opérations faites ? Je n'oserais l'affirmer, et lors même qu'il en serait ainsi, il reste certain qu'il n'y a pas eu d'accidents parathyroïdiens aigus.

D'ailleurs cela importe peu pour le but que nous nous sommes proposé, à savoir la distinction d'une fonction thyroïdienne et d'une fonction parathyroïdienne, et la constatation des accidents sur les carnassiers suffit actuellement, pour le principe.

Ce qui découle nettement de ces expériences, c'est que la suppression *totale* des glandules parathyroïdes chez les carnassiers, et par suite la suppression de la fonction parathyroïdienne à laquelle elles président, entraîne l'évolution d'accidents aigus, à marche rapide et dont la terminaison est toujours mortelle.

Il en ressort de plus que ces accidents sont toujours les mêmes, qu'il s'agisse d'animaux jeunes, de sujets adultes ou d'opérés âgés.

Ces accidents correspondent exactement à ceux que Kocher, Reverdin et autres chirurgiens de l'homme, appelaient les accidents de tétanie, consécutifs aux ablations de goitre ; et à ceux que M. Gley avait considérés comme ne devant se produire que dans les thyroïdectomies expérimentales dites totales (ablation des thyroïdes et des parathyroïdes).

Il suffit enfin d'examiner très attentivement certaines de ces expériences, celles du chien n° 2, 5 mai 1893, par exemple ; du chien n° 37, du chien n° 39, du chat n° 8, pour voir que la symptomatologie des parathyroïdectomies incomplètes se caractérise de la façon suivante : appétit capricieux, élévation légère et permanente de la température, augmentation du nombre des battements cardiaques, tachycardie, dyspnée ou polypnée dès que les opérés sont soumis à un exercice un peu actif, secousses fibrillaires ou crampes musculaires momentanées, albuminurie légère et inconstante, etc., etc...

A quoi se rattache cet ensemble symptomatologique qui n'est qu'un degré atténué de celui que l'on observe dans les parathyroïdectomies mortelles ? Évidemment à l'*insuffisance parathyroïdienne* réalisée expérimentalement; et on ne peut s'empêcher aussitôt d'établir un rapprochement entre cette symptomatologie et celle de la maladie de Basedow!

Dès lors, il me semble, les fonctions thyroïdienne et parathyroïdienne apparaissent comme absolument différentes et indépendantes l'une de l'autre.

Tandis que la suppression de la première n'entraîne, comme nous l'avons vu, que des troubles chroniques compatibles le plus généralement avec une survie très longue (état crétinoïde, crétinisme myxœdémateux, crétinisme atrophique chez les jeunes; myxœdème permanent ou passager chez les adultes, troubles de la nutrition générale, de la peau, des poils, etc.); la suppression de la seconde provoque chez tous les opérés, jeunes comme vieux, l'évolution d'accidents aigus mortels à bref délai ou alarmants toujours, même lorsqu'il ne s'agit que d'insuffisance parathyroïdienne.

La fonction thyroïdienne est une fonction trophique générale et surtout trophique de croissance.

La fonction parathyroïdienne est en relation directe, immédiate avec les phénomènes les plus indispensables de la nutrition des tissus. Sa suppression provoque une perturbation telle que la mort en est la conséquence ordinaire rapide; perturbation qui se traduit par des troubles nerveux, des troubles de la circulation, de la respiration, de la digestion, de la motilité, de la sensibilité, etc. Ces troubles sont ceux que l'on avait décrits jusqu'alors comme accidents aigus de la thyroïdectomie.

CONCLUSIONS

Je pense que sans la moindre hésitation, il est permis pour la partie purement physiologique, de les formuler de la façon suivante :

1° Les organes du système thyroïdien président à deux fonctions distinctes : Une fonction thyroïdienne et une fonction parathyroïdienne. La suppléance entre les thyroïdes et les parathyroïdes n'existe pas.

2° La fonction *thyroïdienne* est une, pour toute la série des animaux domestiques et pour les oiseaux. Sa suppression se traduit toujours par les mêmes résultats (évolution de l'état crétinoïde), lorsqu'elle est effectuée dans des circonstances identiques.

3° L'état crétinoïde n'apparaît que chez les jeunes, mais il se montre d'autant plus accusé que les sujets sont opérés plus tôt.

4° Chez les adultes, la thyroïdectomie n'entraîne pas d'accidents aigus, pas même chez les carnassiers. Elle est généralement compatible avec une survie très longue, mais elle peut entraîner de la cachexie progressive ou du myxœdème.

5° La fonction *parathyroïdienne* est indispensable aux actes intimes et permanents de la vie. Elle semble présider aux phénomènes immédiats de la nutrition des tissus.

6° Sa suppression entraîne la mort à bref délai si elle est

totale, des troubles alarmants seulement, si elle n'est que partielle.

7° Les symptômes de l'insuffisance parathyroïdienne semblent présenter certaines analogies avec ceux de la maladie de Basedow.

Pour la partie pratique, concernant les interventions chirurgicales contre les organes thyroïdiens, et en admettant qu'il soit possible de conclure des animaux à l'espèce humaine, je me crois autorisé à dire :

1° Que les accidents aigus : tétanie, tachycardie, dyspnée ou polypnée, etc., consécutifs aux opérations du goitre, de quelque nature qu'il soit, sont des accidents parathyroïdiens.

2° Que les accidents chroniques (abaissement de la température, affaiblissement des facultés intellectuelles, myxœdème, etc.), sont des accidents exclusivement thyroïdiens.

3° Que la cachexie strumiprive doit fatalement se produire si la thyroïdectomie est pratiquée au cours de l'enfance et de l'adolescence (conclusion déjà établie par Kocher).

4° Que dans toutes les opérations portant sur les organes du système thyroïdien, le premier devoir du chirurgien est, avant tout, de rechercher et de respecter les parathyroïdes dans tous les cas.

Il s'agit là, exception faite pour celle formulée par Kocher, de conclusions absolument nouvelles dans leur ensemble, et qui permettent d'envisager les théories formulées jusqu'ici, relativement aux fonctions des organes thyroïdiens, sous un jour tout différent.

Elles me semblent l'expression la plus logique et la plus serrée, la synthèse définitive, de recherches poursuivies sous l'impulsion d'une idée directrice, mais que j'étais toujours prêt à orienter vers ce qui me semblait la vérité.

Les vues hypothétiques n'y sont pour rien, et si dès le début j'avais un plan d'expériences tout dressé; c'était sans parti pris aucun, et avec la résolution bien ferme de ne me guider que d'après les résultats successivement obtenus.

Il reste sans doute encore beaucoup à faire sur ce même sujet; à préciser entre autres les modifications chimiques du milieu nutritif, après suppression des thyroïdes et des parathyroïdes! — Néanmoins, avec ces données, je pense dès aujourd'hui, avoir fait œuvre utile pour la physiologie générale, pour la médecine et pour la chirurgie.

INDEX BIBLIOGRAPHIQUE

SANDSTROEM. — *Upsala Lækarefærenings forhandlingar*, 1880.
REVERDIN. — *Rev. médic. de la Suisse romande*, 1883.
KOCHER. — *Archiv für klin. Chirurgie*, 1883.
SANQUIRICO et CANALIS. — Sull. extirp. del corpo tiroïde (*Archiv. p. l. sc. medich.* Torino, 1884).
COLZI. — *Sperimentaie*. Florence, 1884.
HORSLEY. — *British medic. Journal*, 1885.
SANQUIRICO et ORECCHIA. — *Bollet. della R. Acad. in Siena*, 1887.
ROGOWITSCH. — *Arch. de phys.*, 1888.
LANNOIS. — Myxœdème (*Arch. de méd. expériment.*, 1889).
PISENTI et VIOLA. — *Acad. med. chir. di Perugia*, 1890.
HOFMEISTER. — *Fortschritte der Medicin*, 1892.
GLEY. — *Arch. de physiol.*, 1892-1893.
GLEY. — *Compt. rend. Soc. de biol.*, 1892-1893.
HORSLEY. — *Remarks on the function of thyroid gland ; a critical and historical review*, 1892.
EISSELSBERG. — *Soc. impér. roy. de méd. de Vienne*, 1892.
FREDERICQ. — *Notice sur le IIe Congrès international de physiologie*, 1892.
MOUSSU. — *Compt. rend. Soc. de Biol.*, 1892-1893.
GLEY et PHIXALIX. — *Compt. rend. Soc. de biol.*, 1893.
CRISTIANI. — *Compt. rend. Soc. de biol.*, 1893 (*Arch. de physiol.*, 1893).
PRENANT. — *Compt. rend. Soc. de biol.*, 1893.
HOFMEISTER. — *Beiträg. zur klin. Chirurg.*, 1894.
KOHN. — *Archiv f. mikrosc. Anat.*, 1894.
SCHAPER. — *Archiv. für mikrosc. Anat.*, 1895.
ROUXEAU. — *Compt. rend. Soc. de biol.*, 1895.
GLEY et NICOLAS. — *Compt. rend. Soc. de biol.*, 1895.
JACOBY et BLUMREICH. — *Archiv d. Pflüger*, 1896.
VASSALE et GENERALI. — *Arch. ital. de biologie*, 1996.
SIMON. — *Thyroïde latérale et glandule thyroïdienne*. Thèse de Nancy, 1896.
ROUXEAU. — *Compt. rend. Soc. de biol.*, 1897.
GLEY. — *Compt. rend. Soc. de biol.*, 1897.
MOUSSU. — *Compt. rend. Soc. de biol.*, 1897.

TABLE DES MATIÈRES

VU : *Le Doyen*,
P. BROUARDEL.

Le Président,
HAYEM.

VU ET PERMIS D'IMPRIMER :
Le Vice-Recteur de l'Académie de Paris,
GRÉARD.

7967-97. — CORBEIL. — Imprimerie ÉD. CRÉTÉ.

www.ingramcontent.com/pod-product-compliance
Ingram Content Group UK Ltd.
Pitfield, Milton Keynes, MK11 3LW, UK
UKHW031051260726
13965UKWH00006B/1346